医用基础化学学习指导

YIYONG JICHU HUAXUE XUEXIZHIDAO

主　编　李朝晖 王晓英

副主编　何丽针 宋　春

江西科学技术出版社

图书在版编目(CIP)数据

医用基础化学学习指导/李朝晖,王晓英主编. —南昌:江西科学技术出版社,2011.6
ISBN 978-7-5390-4381-4
Ⅰ.①医… Ⅱ.①李…②王… Ⅲ.①医用化学—医学院校—教学参考资料
Ⅳ.①R313

中国版本图书馆 CIP 数据核字(2011)第 098409 号

国际互联网(Internet)地址:
http://www.jxkjcbs.com
选题序号:**ZK**2011062
图书代码:**X**11043-101

医用基础化学学习指导 李朝晖 王晓英 主编

出版 发行	江西科学技术出版社
社址	南昌市蓼洲街 2 号附 1 号 邮编:330009 电话:(0791)86623491 86639342(传真)
印刷	南昌市光华印刷有限责任公司
经销	各地新华书店
开本	787mm×1092mm 1/16
字数	280 千字
印张	12
版次	2011 年 7 月第 1 版 2011 年 7 月第 1 次印刷
书号	ISBN 978-7-5390-4381-4
定价	25.00 元

赣版权登字-03-2011-172

前 言

本书是《医用基础化学》的辅助教材，内容由无机化学学习指导与习题、有机化学学习指导与习题、分析化学学习指导与习题三大部分组成。各部分按掌握、理解、了解等列出各章的学习目标，指出重点和难点，同时概括性地总结出各章主要的教学内容和学习线索。然后以选择题、填空题、计算题等题型设计习题，以供学生课后练习。

本书内容简洁实用、可操作性强，对学生进一步掌握基本理论、基本知识，提高分析和解决问题的能力，以及启迪科学思维、培养独立的学习和实践能力会有一定的帮助。可供临床、护理、口腔、美容、检验、药学、影像等专业使用，各医药院校可以结合专业特点选取实验内容。

本书在编写过程中得到了各编者所在院校的大力支持，在此表示衷心的感谢。

由于编者水平有限和编写时间仓促，不妥之处在所难免，敬请广大读者批评指正。

编　者

2011 年 3 月

目 录

目录

第一部分　无机化学学习指导与习题

第一章　原子结构

Ⅰ. 学习目标

①了解核外电子的分布规律;理解电子云、能级及四个量子数的意义。

②熟练掌握能级图及多电子原子的核外电子的填充。

③清楚原子结构和元素周期表之间的关系;元素的某些性质与原子结构的关系。

Ⅱ. 重点、难点

①重点:核外电子的运动状态的描述,多电子原子体系的核外电子排布,元素性质随周期表变化的规律。

②难点:多电子原子体系的核外电子排布。

Ⅲ. 总结

第一节　原子的组成

一、原子的组成

$$原子(X)\begin{cases}原子核\begin{cases}质子\quad Z个\\中子\ (N=A-Z)个\end{cases}\\核外电子\quad Z个\end{cases}$$

核电荷数 (Z) = 核内质子数 = 核外电子数

质量数(A) = 质子数(Z) + 中子数(N)

二、核素和同位素

（一）核素

原子核中具有一定数目的质子和一定数目的中子的一种原子。

例:碳元素有三种核素 ^{12}C,^{13}C,^{14}C。

（二）同位素

1. 定义

在同一种元素中质子数相同而中子数不同的一组核素互称。

2. 分类

(1)稳定性同位素

同位素中,有的稳定,不同外辐射射线的。

(2)放射性同位素

能够自发地放出 α,β,γ 射线。

①天然放射性同位素。

②人造放射性同位素。

3. 应用

放射性同位素在科技发展和经济建设中有很重要的用途。目前在医药领域已广泛应用放射性同位素作诊断和治疗。

第二节 核外电子的运动状态

一、电子云

电子在核外空间一定范围内出现,犹如带负电荷的云雾笼罩在原子核的周围,我们形象地称它为电子云。

通常把电子出现几率最大而且密度相等的地方连结起来作为电子云的界面,这个界面所包括的空间范围叫做轨道。

原子轨道实际上表现的是电子经常出现的区域。

二、核外电子的运动状态

（一）主量子数——电子层(n)

主量子数描述电子出现最大的区域离核的远近,或决定电子层数。主量子数 n 取值为 1,2,3,…n。也可依次用 K、L、M、N、O、P、Q…字母表示。n 是反映电子能量高低的主要因素。

(二)角量子数——电子亚层和电子云形状(l)

角量字数 l 的取值为 $0,1,2,3,\cdots,n-1$,也可以分别用 s,p,d,f 等符号表示。l 的物理意义是表示原子轨道或电子云的形状。

s 亚层上的电子称为 s 电子,电子云形状是球形。

p 亚层上的电子称为 p 电子,电子云为哑铃形。

(三)磁量子数——电子云的伸展方向(m)

磁量子数(m)的取值受 L 限制。当 L 值确定后,m 只能取 ±1, ±2,$\cdots$ $\pm$L,共(2L+1)个数值。磁量子数(m)决定原子轨道或电子云在空间的伸展方向。如果把在一定电子层上具有一定形状和伸展方向的电子云所占据的空间称为一个轨道的话,那么 s,p,d,f 各个电子亚层上的轨道数分别是 1,3,5,7 个。各电子层可能有的最多轨道数为:n^2。

(四)自旋量子数——电子的自旋(m_s)

电子在围绕原子核高速旋转的同时,还在作自旋运动。电子的自旋有两种状态,相当于顺时针旋转和逆时针旋转,通常用向上的箭头和向下的箭头表示不同的自旋状态。

三、原子轨道的能级图

(一)多电子原子与氢原子结构的异同

1. 单电子原子能级

核外只有 1 个电子的氢原子和类氢原子的能量公式:$E_n = -\frac{z^2}{n^2} \times 2.18 \times 10^{-18}$ J。可见,对于单电子原子,电子的能量由核电荷(z)和主量子数(n)决定。

2. 多电子原子的能级(徐光宪公式)

$n+0.7l$ 值愈大,轨道能级愈高,并把 $n+0.7l$ 值的第一位数字相同的各能级组合为一组,称为某能级组。

(二)鲍林多电子原子能级和徐光宪公式

1. 屏蔽效应和钻穿效应

皆能量效应。

2. 多电子原子的能级(徐光宪公式)

$n+0.7l$ 值愈大,轨道能级愈高,并把 $n+0.7l$ 值的第一位数字相同的各能级组合为一组,称为某能级组。

第三节 原子核外电子的排布

一、保里不相容原理

在同一个原子中,不可能有四个量子数完全相同的电子。如果两个电子的 n,l,m 相同,那么自旋方向就必然相反。

二、能量最低原理

$1s<2s<2p<3s<3p<4s<3d<4p<5s$ 电子排布时，总是先占据能量最低的轨道。当能量低的轨道占满后，才依次排入高能量的轨道，以使整个原子的能量最低。这就是能量最低原理。

三、洪特规则

电子在能量相同的轨道（即简并轨道）上排布时，总是尽可能以自旋相同的方向，分占不同的轨道，以使总能量最低。

第四节　元素周期律和元素周期表

一、元素周期律

元素的性质随着原子序数递增而呈现周期性变化，这个规律叫元素周期律。

（一）原子最外电子排布的周期性

每一周期元素和原子最外层电子数从 1 增加到 8，且都是从碱金属开始，以稀有气体元素结束，呈周期性变化。

（二）元素主要性质的周期性

1. 元素及其单质化合物性质

元素及其单质、化合物性质随原子序数增大而且呈周期性变化的规律。

2. 本质

序数变→内部结构→电子层→核外电子周期性变化。

3. 原子半径

①短周期内原子半径的变化：在短周期中，从左到右随着原子序数的增加，核电荷数在增大，原子半径在逐渐缩小。但最后到稀有气体时，原子半径突然变大，这主要是因为稀有气体的原子半径不是共价半径，而是范德华半径。

②同族元素原子半径的变化：在主族元素区内，从上往下，尽管核电荷数增多，但由于电子层数增多的因素起主导作用，因此原子半径显著增大。

4. 元素的金属性和非金属性

从元素周期表中我们看到，由 3 号元素锂开始，随着原子序数的递增，各元素的金属性由强到弱，非金属性由弱到强，当某元素的最外层电子达到 8 个后，进入新的循环。

5. 元素的电负性

把原子在分子中吸引电子的能力叫做元素的电负性。

在同一周期中，从左到右，随着原子序数增大，电负性递增，元素的非金属性逐渐增强。在同一主族中，从上到下电负性递减，元素的非金属性依次减弱。副族元素的电负性没有明显的变化规律。

在周期表中，右上方氟的电负性最大，非金属性最强，左下方铯的电负性最小，金属性最强。

二、元素周期表

（一）周期与能级组的关系

①周期数 = 电子层数 = 最外电子层的主量子数 n。

②各周期元素的数目 = 相应能级组中原子轨道所能容纳的电子总数。

（二）族

元素周期表中共有 16 个族：7 个 A 族（主族）和 7 个 B 族（副族），还有 1 个零族和 1 个第Ⅷ族。各区内所属元素的族数与原子核外电子分布的关系见下表：

元素区域	元素族数
s、p、ds 区元素	等于最外电子层的电子数（$ns+np$）
d 区元素（其中第Ⅷ族只适用于 Fe、Ru 和 Os）	等于最外层电子数与次外层 d 电子数之和（$(n-1)d+ns$）
f 区元素	均为第Ⅲ B 族元素

（三）区

根据原子的电子层结构的特征，可以把周期表中的元素所在的位置分为 5 个区。

①s 区元素，最外电子层结构是 ns^1 和 ns^2，包括 IA、IIA 族元素。

②p 区元素，最外电子层结构是 ns^2np^{1-6}，从第Ⅲ A 族到第 0 族元素。

③d 区元素，电子层结构是 $(n-1)d^{1-9}ns^{1-2}$，从第Ⅲ B 族到第Ⅷ类元素。

④ds 区元素，电子层结构是 $(n-1)d^{10}ns^1$ 和 $(n-1)d^{10}ns^2$，包括第 IB、IIB 族。

⑤f 区元素，电子层结构是 $(n-2)f^{0-14}(n-1)d^{0-2}ns^2$，包括镧系和锕系元素。

第一章　原子结构习题

一、选择题

1. 决定原子种类的是（　　）。

A. 核内质子数　　B. 核外电子数

C. 核内中子数　　D. 核内质子数和核内中子数

2. 下列能量最高的电子亚层是（　　）。

A. 1s　　B. 2p　　C. 3s　　D. 3d

3. 下列能量最低的电子亚层是(　　)。

A. 1s　B. 2p　C. 3s　D. 3d

4. 以下电子构型正确的是(　　)。

A. $1s^22s^22p^53s^1$　B. $1s^22s^23s^2$

C. $1s^22s^22p^63s^23p^63d^5$　D. $1s^22s^23s^23p^64s^23d^1$

5. 氮原子的电子构型是(　　)。

A. $1s^22s^22p^1$　B. $1s^22s^22p^2$　C. $1s^22s^22p^3$　D. $1s^22s^22p^4$

6. 下列描述不正确的是(　　)。

A. $E_{4f}>E_{4p}>E_{4d}>E_{4s}$　B. $E_k>E_L>E_N>E_M$

C. $E_{3d}>E_{3p}>E_{3s}$　D. $E_{3d}>E_N$

7. 每个电子层最多容纳的电子数为(　　)。

A. $2n^2$　B. n^2　C. $2n$　D. $3n^2$

8. 3p 的磁量子数是(　　)。

A. 0、1、2　B. 1、2、3　C. −1、0、+1　D. −2、−1、0、+1、+2

9. 在多电子原子中,具有下列各组量子数的电子中能量最高的是(　　)。

A. 3,2,+1,+1/2　B. 2,1,+1,−1/2　C. 3,1,0,−1/2　D. 3,1,−1,−1/2

10. 第四周期元素原子中未成对电子数最多可达(　　)。

A. 4 个　B. 5 个　C. 6 个　D. 7 个

11. 主量子数 $n=4$ 能层的亚层数是(　　)。

A. 3　B. 4　C. 5　D. 6

12. 指出下列电子排布式违背了能量最低原理的是(　　)。

A. B:$1s^2\ 2s^3$　B. Ca:$1s^22s^22p^63s^23p^63d^2$

C. O:$1s^22s^22p_x{}^22p_y{}^2$　D. Cr:$1s^22s^22p^63s^23p^63d^44s^2$

13. 下列各组量子数值中,哪一组是合理的(　　)。

A. $n=2,l=1,m=-1$　B. $n=2,l=2,m=+1$

C. $n=3,l=1,m=-2$　D. $n=2,l=3,m=0$

14. 卤族元素的价电子构型是(　　)。

A. ns^2np^4　B. ns^2np^2　C. ns^2np^3　D. ns^2np^5

15. 下列具有相似化学性质的一对原子序数的元素是(　　)。

A. 13,22　B. 3,11　C. 20,32　D. 6,24

16. 下列元素中,金属性由强到弱顺序排列错误的是(　　)。

A. K,Ca,Mg　B. K,Na,Al　C. Na、Mg、Al　D. K、Mg、Na

17. 下列描述正确的是(　　)。

A. 同一周期元素,从左到右,原子半径逐渐增大

B. 同一周期元素,从左到右,得电子能力逐渐增强

C. 同主族元素,从上到下,得电子能力逐渐增强

D. 同主族元素,从上到下,原子半径逐渐减小

18. 下列叙述错误的是(　　)。

A. 互为同位素的原子,它们的质子数相同,中子数不同

B. 互为同位素的原子,它们的化学性质不相同

C. 互为同位素的原子,它们的质量数一定不等

D. 互为同位素的原子,它们的化学性质相同

19. 下列各对元素中,第一电离能大小次序不正确的是(　　)。

A. Mg < Al　　B. S < P　　C. Cu < Zn　　D. Cs < Au

20. 下列元素按电负性大小排列正确的是(　　)。

A. F > N > O　　B. O > Cl > F　　C. K > P > H　　D. Cl > S > As

21. 下列元素第一亲和能大小排列不正确的是(　　)。

A. O > S　　B. C > F　　C. Cl > Br　　D. P > Si

二、填空题

1. 在 AZN 中,A 表示质量数,Z 表示________,质量数 A 为________和________之和。

2. 原子核外电子按________高低分层排布,每个电子层上最多能容纳的电子数为________个,最外层电子数不超过________个,次外层电子数不超过________个。

3. 同周期元素的原子,在原子结构上具有相同的________,同周期元素性质的递变规律是________。

4. 同主族元素的原子,在原子结构上具有相同的________,同主族元素性质的递变规律是________。

5. 在周期表中,以第________族元素的金属性最强,第________族元素的非金属性最强。

6. 具有相似化学性质的元素,他们原子的________一定相同,如氯和溴元素,其原子的最外层电子都是________个。

7. 某元素质量数为39,核内中子数为20,元素名称是________,原子序数是________,位于周期表中________周期________族,在化学反应中易________电子,最高正化合价为________,是较活泼的________元素。

8. 元素周期表共有________个周期________个族,第1、第2、第3周期称________周期。某金属阳离子 M^{3+},它的核外电子排布与氖原子相同,该元素位于元素周期表中第________周期第________族。

9. 某元素原子的 M 层只有 2 个电子,该元素是________。

10. 某元素的负一价离子核外电子排布与氩原子相同,它的最外层上有________个电子,位于元素周期表第________周期,第________族,元素符号为________。

11. 元素的金属性是指原子________成为________的趋势,元素的非金属性是指原子________成为________的趋势。

12. 在1~20号元素中,金属性最强的元素是________,它在元素周期表中的位置是

________。

13. 第四周期元素中，4p 轨道半充满的是________，3d 轨道半充满的是________，4s 轨道半充满的是________。

14. 42 号元素 Mo 的电子构型为________；其最外层电子的四个量子数为 ________；电子价层 *d* 轨道的符号为__________。

三、简答题和计算题

1. 19 号元素 K 和 29 号元素 Cu 的最外中都只有一个 4*s* 电子，但两者的化学性质相差很大，试从有效核电荷和电离能说明。

2. 有 A，B，C，D 四种元素。其中 A 为第四周期元素，与 D 可形成 1∶1 和 1∶2 原子比的化合物。B 为第四周期 d 区元素，最高氧化数为 7。C 和 B 是同周期的元素，具有相同的最高氧化数，D 为所有元素中电负性第二大的元素，给推出四种元素的元素符号，并按电负性的大小排列。

第二章 分子结构

Ⅰ. 学习目标

①掌握离子键和共价键的本质和特点。

②掌握价键理论、杂化轨道理论的基本要点及其应用。

③了解分子间作用力及氢键的性质和特点。

④了解各型晶体的特点和离子极化的概念和意义。

Ⅱ. 重点、难点

①重点：离子键和共价键的本质和特点，价键理论、杂化轨道理论。

②难点：价键理论、杂化轨道理论。

Ⅲ. 总结

第一节 化学键

原子在结合成分子时，相邻的原子间存在着一种结合力，我们把这种分子中相邻原子间的强烈相互吸引作用，叫做化学键。

一、化学键的基本类型

化学键分为离子键、共价键和金属键三种基本类型。

(一)离子键

1. 离子键的形成

只有活泼的金属和活泼的非金属之间可形成离子键。离子键的本质:原子或原子团发生电子得失而形成正负离子,通过正负离子间的静电作用。离子键包括同号离子间的斥力和异号离子间的引力。阴阳离子不可能无限靠近,离子的核外电子以及原子核间都有强烈相互作用,最后在一适当距离达到平衡,即斥力和引力相等。

离子键的形成条件:元素的电负性差要比较大。

$\Delta X > 1.7$,发生电子转移,形成离子键;

$\Delta X < 1.7$,不发生电子转移,形成共价键。

但离子键和共价键之间,并非严格截然可以区分的。可将离子键视为极性共价键的一个极端,而另一极端为非极性共价键。

化合物中不存在百分之百的离子键,即使是 NaF 的化学键之中,也有共价键的成分,即除离子间靠静电相互吸引外,尚有共用电子对的作用。

$\Delta X > 1.7$,实际上是指离子键的成分(百分数)大于 50%。

2. 离子键的特征

①离子键没有饱和性。

②离子键没有方向性。

不可能有 100% 的离子键;成键原子电负性差值越大,离子键成分越高。离子键成分超过 50% 的化学键为离子键,此时电负性相差约为 1.7。含离子键的化合物为离子化合物。离子键百分数和离子键强弱是两码事,与化学键的强弱也无直接关系。

3. 离子的性质

离子键的强弱与离子的性质有关:离子电荷和离子半径。

(1)离子电荷

离子所带的电荷愈多,与带相反电荷离子间的引力愈大,形成的离子键就愈牢固。

(2)离子半径

离子键的稳定跟离子之间的距离有关,距离越近,越牢固。

一般有以下规律:

①正离子的半径较小,负离子的半径较大;

②周期表中同周期电子层结构相同的元素的阳离子半径随正价增加而减小;阴离子半径随负价增加而增大,如,$Na^+ > Mg^{2+} > Al^{3+}$;$N^{3-} > O^{2-} > F^-$;

③周期表中同一主族元素离子半径自上而下递增,如 $F^- < Cl^- < Br^- < I^-$;

④同一元素离子的负离子半径大于原子半径,原子半径大于正离子半径,低价半径大于高价半径,如 $Cl < Cl^-$,$Fe > Fe^{2+} > Fe^{3+}$。

(二)共价键

当分子中两原子的电负性相近或相同时,就通常形成共价键。

1. 共价键的形成

把原子间通过共用电子对所形成的化学键叫做共价键。仅有共价键形成的化合物,叫做共价化合物。

2. 共价键的特点

共价键具有方向性和饱和性。

3. 共价键的极性

当两个成键原子相同时共用电子对正好在中间,均为两原子共用,此时的共价键没有极性称为非极性共价键。反之,为极性共价键。共价键的极性大小与成键原子的电负性差值有关,差值越大,极性越大。

4. 配位键

有一类特殊的共价键,其电子对是由成键的一个原子单独提供的。这种由一个原子单独提供共用电子对形成的共价键称为配位键。

(三)金属键

自由电子理论

金属的电负性小,容易失去价层电子,而形成正离子。在金属晶格结点上排列的金属原子和正离子是难以移动的,只能在其平衡位置振动,从金属原子上脱下的电子在整个晶体中运动,将整个晶体结合在一起。金属键可看成是许多原子共用许多电子而形成的特殊共价键,只不过该共价键没有方向性,也没有饱和性。

二、共价键理论

(一)现代价键理论

1. 氢分子中的化学键

量子力学计算表明,两个具有 $1s^1$ 电子构型的 H 原子彼此靠近,两个 $1s$ 电子以自旋相反的方式形成电子对,使体系的能量降低。计算还表明,若两个 $1s$ 电子保持以相同自旋的方式,则 r 越小,V 越大。此时,不形成化学键。

H_2 中的化学键可以认为是电子自旋相反成对,使体系的能量降低。从电子云角度考虑,可认为 H 原子的 $1s$ 轨道在两核间重叠,使电子在两核间出现的几率大,形成负电区,两核吸引核间负电区,使 H 原子结合在一起。

2. 现代价键理论的基本要点

①具有自旋方向相反的未成对电子的两个原子相互接近时,才可以配对形成稳定的共价键。

②已成键的电子不能再与其他电子配对成键,这是共价键的饱和性。共价键的数目由原子中单电子数决定(包括原有的和激发而生成的)。例如:O 有两个单电子,H 有一个单电子,所以结合成水分子,只能形成 2 个共价键;C 最多能与 H 形成 4 个共价键。原子中单电子数决定了共价键的数目,即为共价键的饱和性。

③成键时,原子轨道相互重叠越大,形成的共价键越牢固,这是共价键的方向性。各原子轨道在空间分布是固定的,为了满足轨道的最大重叠,原子间成共价键时,当然要具有方

向性。

3. 共价键的类型

成键的两个原子间的连线称为键轴。按成键与键轴之间的关系,共价键的键型主要为两种:

(1)σ 键

σ 键特点:将成键轨道,沿着键轴旋转任意角度,图形及符号均保持不变,即 σ 键轨道对键轴呈圆柱形对称。

HCl 分子中的 Cl 的 3p 和 H 的 ls　Cl 中的 3*p* 和 3*p* 的成键

一种形象化描述:σ 键是"头碰头"重叠

(2)π 键

π 键特点:成键轨道围绕键轴旋转 180°时,图形重合,但符号相反。如两个 $2P_z$ 沿 z 轴方向重叠:*YOZ* 平面是成键轨道的节面,通过键轴。则 π 键的对称性为通过键轴的节面呈现反对称(图形相同,符号相反),为"肩并肩"重叠。

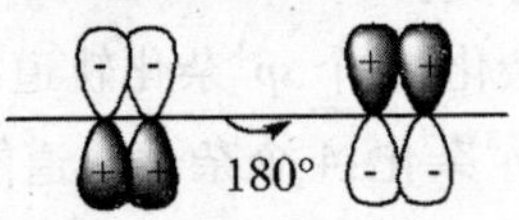

一种形象描述:π 键是"肩并肩"重叠

4. 共价键参数

化学键的形成情况,完全可由量子力学的计算得出,进行定量描述。但通常用几个物理量加以描述,这些物理量称为键参数。

(1)键能

在 298.15K 和 101.3kPa 下,断裂 1mol 键所需要的能量称为键能。一般来说,键能愈大,化学键就愈牢固。

(2)键长

分子中成键两原子之间的距离,叫键长,一般键长越小,键越强。另外,相同的键,在不同化合物中,键长和键能不相等。

(3)键角

它是分子中键与键之间的夹角(在多原子分子中才涉及键角)。如,H_2S 分子,H—S—H 的键角为 92°,决定了 H_2S 分子的构型为"V"字形;因而,是决定分子几何构型的重要因素。

(二)杂化轨道理论

1. 理论要点

(1)杂化概念

在形成多原子分子的过程中,中心原子的若干能量相近的原子轨道重新组合,形成一组新的轨道,这个过程叫做轨道的杂化,产生的新轨道叫做杂化轨道。

形成CH_4分子时，中心碳原子的$2s$和$2p_x$，$2p_y$，$2p_z$等四条原子轨道发生杂化，形成一组(四条)新的杂化轨道，即4条sp^3杂化轨道，这些sp^3杂化轨道不同于s轨道，也不同于p轨道，有自己的波函数、能量、形状和空间取向。

(2)杂化轨道的数目，形状，成分和能量

在杂化过程中形成的杂化轨道的数目等于参加杂化的轨道的数目。CH_4中参加杂化的有$2s$，$2p_x$，$2p_y$，$2p_z$ 4条原子轨道，形成的杂化轨道也是4条:4条完全相同的sp^3杂化轨道。

杂化实质是波函数Ψ线性组合，得到新的波函数，即杂化轨道的波函数在sp杂化轨道中，s和p的成分各1/2，sp^2杂化中，s占1/3，p占2/3。p的成分大时，轨道分布向某方向集中，s无方向性，故sp^2比sp集中，在成键时重叠程度较大，键较强，体系能量低，这就是杂化过程的能量因素。s和p之间形成的杂化轨道，其能量高于s，低于p，但p的成分越多能量越高。

(3)杂化轨道的种类

1)按参加杂化的轨道分类

$s-p$型:sp杂化、sp^2杂化和sp^3杂化。

$s-p-d$型:sp^3d杂化、sp^3d^2杂化。

2)按杂化轨道能量是否一致分类:

等性杂化，如CH_4中C的sp^3杂化:4个sp^3杂化轨道能量一致。

不等性杂化，如H_2O中O的sp^3杂化:4个杂化轨道能量不相等判断是否是等性杂化，要看各条杂化轨道的能量是否相等，不看未参加杂化的轨道的能量。

2.用杂化轨道理论解释构型

(1)sp杂化

二氧化碳分子为直线形，其中C是sp杂化，C与O之间$sp-2p_x$两个σ键，所以，O－C－O成直线形。C中未杂化的p_y与两侧O的两个p_y沿纸面方向成大π键，C中未杂化的p_z与两侧O的p_z沿垂直于纸面的方向成π键。

(2)sp^2杂化

BCl_3平面三角形构型，B的3个sp^2杂化轨道呈三角形分布，分别与3个Cl的$3p$成σ键，分子构型为三角形，属于sp^2杂化。

(3)sp^3杂化

CH_4是正四面体结构，C的sp^3杂化，4个轨道呈正四面体分布，分别于4个氢的$1s$成σ键。

第二节　分子间作用力和氢键

分子内原子间的结合靠化学键，物质中的分子间存在着分子间作用力。

一、分子的极性

若正负电荷中心完全重合，则分子没有极性，称非极性分子；反之，为极性分子。

(一)分子间偶极矩

1. 永久偶极

极性分子的偶极矩称为永久偶极。

分子的正电重心和负电重心不重合,分子则为极性分子,其极性的大小可以用偶极矩来度量。若正电(或负电)重心上的电荷的电量为 q,正负电重心之间的距离为 d(称偶极矩长),则偶极矩为:$\mu = qd$ 以德拜(D)为单位。

2. 诱导偶极和瞬间偶极

非极性分子在外电场的作用下,可以变成具有一定偶极的极性分子,而极性分子在外电场作用下,其偶极也可以增大。在电场的影响下产生的偶极称为诱导偶极。诱导偶极用 $\Delta\mu$ 表示,其强度大小和电场强度成正比,也和分子的变形性成正比。所谓分子的变形性,即为分子的正负电重心的可分程度,分子体积越大,电子越多,变形性越大。

非极性分子无外电场时,由于运动、碰撞,原子核和电子的相对位置变化,其正负电重心可有瞬间的不重合;极性分子也会由于上述原因改变正负电重心。这种由于分子在一瞬间正负电重心不重合而造成的偶极叫瞬间偶极。瞬间偶极和分子的变形性大小有关。

(二)分子的极性与键的极性

对于双原子分子而言,分子的极性与键的极性一致。对于多原子分子,如果分子中所有的键都是非极性键,则分子为非极性分子。如果分子中有极性键,分子是否有极性决定于分子的空间构型。

二、分子间作用力

化学键的结合能一般在 1.0×10^2 kJ/mol 数量级,而分子间力的能量只有几个 kJ/mol。

(一)取向力

极性分子之间靠永久偶极 - 永久偶极作用称为取向力,仅存在于极性分子之间。

(二)诱导力

诱导偶极与永久偶极作用称为诱导力。

极性分子作用为电场,使非极性分子产生诱导偶极或使极性分子的偶极增大(也产生诱导偶极),这时诱导偶极与永久偶极之间形成诱导力,因此诱导力存在于极性分子与非极性分子之间,也存在于极性分子与极性分子之间。

(三)色散力

瞬间偶极 - 瞬间偶极之间有色散力。

由于各种分子均有瞬间偶极,故色散力存在于极性分子 - 极性分子、极性分子 - 非极性分子及非极性分子 - 非极性分子之间。色散力不仅存在广泛,而且在分子间力中,色散力经常是重要的。观察下面数据:

kJ/mol	取向力	诱导力	色散力
Ar	0	0	8.49

HCl　3.305　1.104　16.82

取向力、诱导力和色散力统称范德华力，它具有以下的共性：

①永远存在于分子之间；

②力的作用很小；

③无方向性和饱和性；

④是近程力；

⑤经常是色散力为主。

He　Ne　Ar　Kr　Xe

从左到右原子半径(分子半径)依次增大，变形性增大，色散力增强，分子间结合力增大，故 *b.p* 依次增高。可见，范德华力的大小与物质的 *m.p.*、*b.p* 等物理性质有密切联系。

三、氢键

(一) 氢键的概念

以 HF 为例，F 的电负性相当大，电子对偏向 F，而 H 几乎成了质子，这种 H 与其他分子中电负性相当大、*r* 小的原子相互接近时，产生一种特殊的分子间力 —— 氢键。表示为 F—H…F—H，其中点线表示氢键。

两个条件：①与电负性大且 *r* 小的原子(F,O,N)相连的 H；

②在附近有电负性大，*r* 小的原子(F,O,N)。

(二) 氢键的特点

1. 饱和性和方向性

由于 H 的体积小，1 个 H 只能形成一个氢键。由于 H 的两侧电负性极大的原子的负电排斥，使两个原子在 H 两侧呈直线排列。除非其他外力有较大影响时，才可能改变方向。

2. 氢键的强度

介于化学键和分子间作用力之间，和电负性有关。

3. 氢键的分类

分子内氢键和分子间氢键。

第三节　晶体及离子的极化

一、晶体

(一) 离子晶体

1. 无确定的分子量

NaCl 晶体是个大分子，无单独的 NaCl 分子存在于分子中。NaCl 是化学式，因而 58.5 是式量，不是分子量。

2. 导电性

水溶液或熔融态导电，是通过离子的定向迁移导电，而不是通过电子流动而导电。

3. 熔点沸点较高

最显著的特点是具有较高的熔点和沸点。

4. 硬度高，延展性差

因离子键强度大，所以硬度高。如果发生位错：发生错位，正正离子相切，负负离子相切，彼此排斥，离子键失去作用，故无延展性。如 $CaCO_3$ 可用于雕刻，而不可用于锻造，即不具有延展性。

（二）原子晶体

组成晶格的质点是原子，原子间通过共价键相互结合一起，这类晶体就称为原子晶体。如金刚石、SiO_2 等。

（三）分子晶体

组成晶格的质点是分子，分子间以微弱的分子间力相互结合形成的晶体称为分子晶体。例如 Cl_2、O_2、CO_2 等。

二、离子极化

离子在电场中产生诱导偶极的现象称为离子极化。离子具有变形性，所以可以被电场极化。离子作为带电微粒，自身又可以起电场作用，去使其他离子变形。离子这种能力称为极化能力。故离子有二重性：变形性和极化能力。

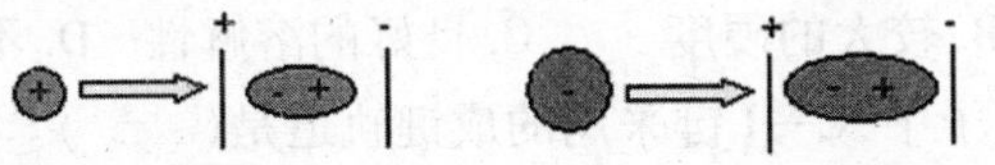

（一）简单离子

r 大则变形性大，故阴离子的变形性显得主要。阳离子中只有 r 相当大的，如 Hg^{2+}，Pb^{2+}，Ag^+ 等，才考虑其变形性。电荷数的代数值越大，变形性越小电子构型，外层（次外层）电子越多，变形性越大。

（二）复杂阴离子变形性小

r 虽大，但离子对称性高，中心氧化数又高，拉电子能力强，不易变形。极化能力实质是离子作为电场时电场强度的体现。

第二章　分子结构习题

一、选择题

1. 下列叙述正确的是（　　）。

A. 共价化合物中可能存在离子键　　B. 离子化合物中可能存在共价键

C. 含极性键的分子一定是极性分子　D. 非极性分子一定存在非极性键

2. 下列物质分子间可能形成氢键的是(　　)。

A. HCl　　B. H_2O　　C. H_2S　　D. CH_4

3. 只有离子键形成的化合物是(　　)。

A. $MgCl_2$　　B. NH_4Cl　　C. H_2　　D. H_2O

4. 下列属于非极性分子的是(　　)。

A. CO_2　　B. H_2O　　C. NH_3　　D. HF

5. NH_4^+ 内存在的化学键为(　　)。

A. 共价键、离子键　B. 金属键、离子键　C. 共价键、氢键　D. 共价键、配位键

6. 下列哪种分子为非极性分子(　　)。

A. H_2O　　B. NH_3　　C. HF　　D. O_2

7. 下列物质分子中同时存在离子键、共价键、配位键的是(　　)。

A. H_2SO_4　　B. NH_3　　C. NaCl　　D. $(NH_4)_2SO_4$

8. 下列物质属于原子晶体的(　　)。

A. N_2　　B. NH_3　　C. KCl　　D. SiC

9. H_2S 分子的空间构型、中心原子的杂化方式分别为(　　)。

A. 直线形、sp 杂化　　B. V 形、sp^2 杂化

C. 直线形、sp^3d 杂化　　D. V 形、sp^3 杂化

10. 氧气分子之间存在的作用力是(　　)。

A. 氢键　　B. 取向力　　C. 色散力　　D. 诱导力

11. 原子晶体不具备的性质是(　　)。

A. 较高熔点　　B. 较大的硬度　　C. 良好的溶解性　　D. 不导电

12. 在 ICH = CHI 分子中，C—I 键采用的成键轨道是(　　)。

A. $sp-p$　　B. sp^2-s　　C. sp^2-p　　D. sp^3-p

13. 下列晶体中熔点最高的是(　　)。

A. 碳酸钙　　B. 碳酸铵　　C. 硫酸钡　　D. 硫酸亚铁

14. 下列分子中，中心原子采取等性杂化的是(　　)。

A. NCl_3　　B. SF_4　　C. CCl_4　　D. H_2O

15. 下列分子或离子中，构型部位直线型的是(　　)。

A. H_2O　　B. CS_2　　C. HF　　D. $BeCl_2$

16. 下列化合物中，正负间极化作用最强的是(　　)。

A. 氯化银　　B. 硫化汞　　C. 碘化锌　　D. PCl_2

17. 下列物质是共价化合物的是(　　)。

A. NaI　　B. HCl　　C. NaOH　　D. NH_4Cl

18. 下列判断中，正确的是(　　)。

A. 极性分子中的化学键都有极性

B. 相对分子量越大，分子间力越大

C. HI 分子间力比 HBr 的大，故 HI 没有 HBr 稳定

D. 双键和三键都是重键

19. 离子晶体不具备的性质是(　　)。

A. 较高的熔点　B. 较好的延展性　C. 较好的水溶性　D. 熔融时有较强的导电性

20. 金刚石是有名的硬质材料，它属于(　　)。

A. 离子晶体　B. 分子晶体　C. 原子晶体　D. 金属晶体

二、填空题

1. 阴阳离子之间通过________所形成的化学键叫________。原子间通过________所形成的化学键叫 ________。

2. 在 NH_3、H_2、NaOH、K_2S、NH_4Cl 中，只有离子键的是________，只有共价键的是________，既有离子键、共价键，又有配位键的是________。属于离子化合物的是________，属于共价化合物的是________。

3. 由 1 个________和一定数目的________或________结合而成的复杂离子称为配离子。在配合物中，外界和内界之间以________键相结合；中心离子和配位体之间以________键相结合。

4. 当活泼________和活泼________相互化合时一般以离子键相结合；当________相互化合时一般形成共价键。非极性键是________原子间形成的共价键，________不偏向任何一个原子。极性键 是________原子间形成的共价键，________偏向非金属性较强的原子。

5. CH_4分子中 C 采取的是__________ 杂化，它的构型是________。而 NH_3分子中 N 采取的是__________杂化，构型是________。

三、简答题

1. 根据下列分子或离子的几何构型，试用杂化轨道理论加以说明。

(1) $HgCl_2$(直线型)　(2) SiF_4(正四面体)　(3) NF_3(三角锥形)

2. 用价键理论来说明 CO 的成键情况？

3. 在酒精的水溶液中，分子间主要存在哪些作用力？

第三章　溶液与胶体溶液

Ⅰ. 学习目标

①掌握质量摩尔浓度、物质的量浓度、摩尔分数的概念及有关计算。

②掌握溶胶和高分子化合物的性质和特征。

③熟悉其他浓度的表示方法。

④了解非电解质稀溶液的依数性。

⑤熟悉溶胶和高分子化合物之间的区别与联系。

⑥了解凝胶的特征和分类。

Ⅱ. 重点、难点

①重点:溶液组成的表示方法及溶液的配制,稀溶液的依数性。溶胶和高分子化合物的性质和特征。

②难点:稀溶液的依数性。

Ⅲ. 总结

第一节　分散系

一、定义

①分散系:一种或几种物质分散在另一种介质中所形成的体系称为分散体系。

②分散相:被分散的物质。

③分散介质:容纳分散相的物质。

二、分散系分类

分散系
- 粗分散系:不稳定,不透明,不均一,均不能通过滤纸半透膜胶体分散系(分散质颗粒直径大于100nm)
- 胶体分散系(分散质颗粒直径在1~100nm)
  - 溶胶:较稳定透明均一,通过滤纸,不能通过半透膜
  - 高分子溶液:稳定透明均一,通过滤纸,不能通过半透膜
- 分子(离子)分散系:稳定透明均一,均能通过滤纸半透膜(分散质颗粒直径小于1nm)

第二节　溶液组成的表示方法及溶液的配制

一、溶液组成的表示方法及有关计算

(一)物质的量浓度(C_B)

①定义:B 的物质的量 n_B 除以混合物的体积 V。

②公式:$C_B = n_B/V$。

③单位:$mol \cdot L^{-1}$;$mmol \cdot L^{-1}$;$\mu mol \cdot L^{-1}$。

④$n_B = m_B/M_B$。

（二）质量浓度（ρ_B）

①定义：物质 B 的质量 m_B除以溶液的总体积 V。

②公式：$\rho_B = m_B/V$。

③单位：$g \cdot L^{-1}$；$mg \cdot L^{-1}$；$\mu g \cdot L^{-1}$。

质量浓度的单位（SI 制）是 kg/m^3，医学上常用的单位是 kg/L，g/L 或 mg/L。表示溶液体积的单位只能用 L，而表示质量的单位可以改变。

（三）质量分数（ω_B）

①定义：指某物质的质量与混合物（或溶液）的总质量之比。

②公式：$\omega_B = m_B/m$。

③单位：L。

（四）体积分数 φ_B

①定义：指在相同温度和压力下，溶质 B 的体积 V_B与混合物（或溶液）体积 V 之比。

②公式：$\varphi_B = V_B/V$。

③单位：L。

通常所说的“溶液浓度”实际上是指溶液的“物质的量浓度”。

（五）浓度相互换算

各种浓度表示法有各自的特点，从各种浓度的基本定义出发，可进行各种浓度的相互换算。溶液浓度的换算只是单位的变换，而溶质的量和溶液的量均未改变。C_B和 ρ_B的关系：$\rho_B = C_B \cdot M_B$。

二、溶液的配制、稀释和混合

（一）溶液的配制

1. 一定质量的溶液的配制

称取一定质量的溶质和一定质量的溶剂，混合均匀即可得到。一般用质量分数、质量浓度和摩尔浓度表示溶液的组成。

2. 一定体积的溶液的配制

将一定质量（或体积）的溶质与适量的溶剂混合，完全溶解后，再加溶剂至所需要体积，搅拌均匀即可。

（二）溶液的稀释

①公式法：根据稀释前后，溶液中溶质的“量”不变而得出关系式：

$C_1V_1 = C_2V_2$　　$\rho_1V_1 = \rho_2V_2$　　$\varphi_1V_1 = \varphi_2V_2$　　$\omega_1m_1 = \omega_2m_2$

②交叉法：其基本原理为：

C_1　　$C_3—C_2 = V_1$（或 m_1）

　　C_3

C_2　　$C_1—C_3 = V_2$（或 m_2）

式中：C_1为较浓溶液的组成标度；C_2为较稀溶液的组成标度；C_3为混合后溶液的组成标度；V_1（或 m_1）为所取组成标度为 C_1的溶液的体积（或质量）；V_2（或 m_2）为所取组成标度为 C_2的溶液的体积（或质量）。

（三）溶液的混合

在一定量的浓溶液中加入一定量的同溶质的稀溶液，得到所需组成的溶液的操作称为溶液的混合。其计算的依据混合前后溶质的总量不变。

第三节　稀溶液的依数性

一、溶液的蒸气压下降

（一）纯溶剂的饱和蒸气压（P_0）

在一定温度下，溶剂的蒸发速度与凝结的速度相等时，液体和它的蒸气就处于平衡状态，蒸气的密度不再变化，此时，液面上的蒸气所具有的压力称为纯溶剂的饱和蒸气压。

（二）溶液的饱和蒸气压（P）

难挥发性物质加入溶剂中形成溶液后，溶剂的蒸发速度与凝结速度重新建立平衡，此时液面上的蒸气所具有的压力称为溶液的饱和蒸气压。

（三）拉乌尔定律

在一定温度下，溶液的饱和蒸气压等于纯溶剂的饱和蒸气压与溶剂摩尔分数之积。即：$P = P_0 \cdot x$。用$\triangle P$ 表示溶液的 P 与纯溶剂 P_0之差，则有：$\triangle P = P_0 - P = P_0 - P_0 \cdot x_{剂} = P_0(1 - x_{剂})$，故有：$\triangle P = P_0 \cdot x_{质}$

对于稀的水溶液：$\triangle P = P_0 \dfrac{m}{55.5}$

一定温度下，P_0亦为常数，故 $P_0/55.5$ 也是常数，令其等于 k，则有：$\triangle P = k \cdot m$（对于不同溶剂，k 值不同）稀溶液饱和蒸气压下降值，与稀溶液的质量摩尔浓度成正比。这是 Laoult 定律的另一种表述形式。

二、溶液的沸点升高

（一）液体的沸点

①蒸发：表面气化现象称为蒸发。

②沸腾：表面和内部同时气化的现象。

③沸点：液体沸腾过程中的温度。

只有当液体的饱和蒸气压和外界大气的压强相等时，液体的气化才能在表面和内部同时发生，这时的温度即是沸点。

（二）沸点升高公式

$\Delta T_b = k_b \cdot m$，K_b 为沸点升高常数，不同的溶剂，K_b 值不同。

公式的成立条件：溶质不挥发，且 $n_{质} \ll n_{剂}$，即为希稀溶液。

三、溶液凝固点降低

（一）凝固点

液体凝固成固体（严格说是晶体）是在一定温度下进行的，这个温度称为凝固点。凝固点的实质是，在这个温度下，液体和固体的饱和蒸气压相等。即为：液体$\rightleftarrows$固体平衡，若 $P_{固} > P_{液}$，则固体要融化（熔解）；$P_{固} < P_{液}$，液体要凝固。

（二）凝固点下降公式

$\Delta T_f = k_f \cdot m$，k_f：凝固点降低常数。公式的成立条件：溶质不挥发，且 $n_{质} \leqslant n_{剂}$，即为稀溶液。

电解质稀溶液的依数性行为：

$\Delta P = iK\,b_B$

$\Delta T_b = iK_b b_B$

$\Delta T_f = iK_f b_B$

如 AB 型电解质，i 趋近于 2（如 KCl）。

AB_2 或 A_2B 型电解质，i 趋近于 3（如 $MgCl_2$）。

四、渗透压

（一）渗透现象与渗透压

1. 渗透

溶剂分子通过半透膜进入到溶液中的过程。

2. 渗透原因

溶剂分子能通过半透膜，而溶质分子不能。

（1）条件

①半透膜；

②膜两侧溶液浓度不等。

（2）方向

溶剂分子从纯溶剂→溶液或是从稀溶液→浓溶液。

3. 渗透压力

为维持只允许溶剂通过的膜所隔开的溶液与溶剂之间的渗透平衡而需要的超额压力，单位：Pa 或 kPa。

4. 溶液的渗透压力与浓度及温度的关系

关系式：$\pi = c_B RT$

其中：C_B—物质的量浓度（$mol \cdot L^{-1}$）；

R—常数 8.314 $J \cdot K^{-1} \cdot mol^{-1}$；

T—绝对温度（$273 + t$）。

注意：若半透膜隔开的浓度不等的两个非电解质溶液，为了防止渗透现象发生，必须在浓溶液液面上施加一超额压力，此压力是两溶液渗透压力之差。

（二）渗透压力在医学上的意义

①等渗、高渗和低渗溶液。

②定义：渗透活性物质（溶液中产生渗透效应的溶质粒子）的物质的量浓度为渗透浓度 C_{os}。

③医学上的等渗、高渗和低渗溶液是以血浆的渗透压力为标准确定的。正常人血浆的渗透浓度：303.7$mmol \cdot L^{-1}$。

④临床上规定：

等渗溶液：$c_{os} = 280 \sim 320 mmol \cdot L^{-1}$

高渗溶液：$c_{os} > 320 mmol \cdot L^{-1}$

低渗溶液：$c_{os} < 280 mmol \cdot L^{-1}$

第四节　溶胶

一、胶体分散系类型

胶体分散系色包括溶胶、高分子溶液两类。

1. 分散相

胶体的粒子的大小为 1～100 nm，可以是一些小分子、离子或原子的聚集体，也可以是单个的大分子。

2. 分散介质

可以是液体、气体或是固体。

二、溶胶的性质

（一）光学性质——丁达尔现象

产生的原因

当分散粒直径 < 入射光波长，光波可绕过粒子前进且迫使粒子振动，二次波源向各方发射散射光。

（二）动力学性质——布朗运动

由于介质分子的热运动不断地撞击着胶体粒子所引起的现象。

1. 产生原因

处于热运动状态的介质分子不断撞击胶粒。某一瞬间胶粒受到各方撞击力不均,向合力方向移动。

2. 溶胶的基本性质

扩散:胶粒存在浓度差时,胶粒将从浓度大的区域向浓度小的区域移动的现象。

沉降:密度 > 分散介质的胶粒,在重力作用下下沉而与流体分离的过程称沉降。

3. 沉降平衡

当沉降速度 = 扩散速度。系统达平衡,形成一个浓度梯度,此状态称沉降平衡。

(三)电学性质——电泳现象

在外电场作用下,带电胶粒在介质中定向移动的现象称电泳。

胶粒带电原因:

①胶核界面的选择性吸附。

②胶核表面分子的离解。

二、溶胶的稳定性和聚沉

(一)稳定性

1. 胶粒带电

两个带电胶粒间存在静电排斥力,阻止胶粒接近,合并变大。

2. 胶粒表面的水合膜

胶粒表面的水合膜犹如一层弹性膜,阻碍胶粒相互碰撞合并变大。水合膜层愈厚,胶粒愈稳定。

3. 布朗运动

布朗运动也是溶胶稳定因素之一。

(二)聚沉

1. 加入电解质

电解质中,能使溶胶聚沉的离子是与胶粒带相反电荷的离子,这种离子的价数越高,聚沉值越小,聚沉能力越强。

2. 溶胶的相互聚沉

把电性相反的溶胶相互混合,能发生聚沉作用。只有当两种溶胶电荷量恰好相等时,才发生完全聚沉,否则只能发生部分聚沉或不聚沉。

3. 加热

加热增加了粒子的运动速度和粒子间的碰撞机会,同时削弱了胶粒的溶剂化作用,使胶粒聚沉。如:煮沸 As_2S_3 溶胶,会有 As_2S_3 的黄色沉淀。

第五节　高分子化合物溶液

一、高分子化合物的概念

高分子化合物概念:单个分子相对分子量在一万以上的大分子。

二、结构特征

一般具有碳链,碳链由大量称为链节的结构单位连接而成,因而形成线状或分枝状结构。

三、高分子溶液的形成

溶胀:溶剂进入高分子链,导致化合物舒展,体积成倍增长。高分子化合物先溶胀,后溶解。

四、高分子的特点

①高分子与水亲和力强。

②高分子有很大的黏性。

③高分子溶液稳定性大。

水合作用是高分子溶液稳定性的主要因素。如果加入大量的具有强烈水合作用的无机盐,将导致高分子水合作用降低而从溶液中析出,这种方法叫盐析。

第六节　凝胶

一、凝胶的形成

高分子化合物溶液和溶胶在温度降低,或浓度增大时,失去流动性,变成固态时的体系,称为凝胶。形成凝胶的过程称为胶凝。

二、凝胶的分类

凝胶分为弹性凝胶和非弹性凝胶。

三、凝胶的主要性质

(一)膨胀作用

干燥的弹性凝胶放入适当的溶剂中,会自动吸收液体,使凝胶的体积和重量增大的现象称为膨胀作用。膨胀可分为有限膨胀和无限膨胀。

(二)脱水收缩(离浆)

由于凝胶中的一部分液体自动从凝胶中分离出来,这种现象叫离浆,也叫脱水收缩。

第三章 溶液和胶体溶液习题

一、选择题

1. 世界卫生组织规定,凡是相对分子质量已知的物质在人体内的含量都用(　　)来表示。

A. 物质的量浓度　B. 质量浓度　C. 质量分数　D. 体积分数

2. 质量浓度的单位多用(　　)等来表示。

A. g/L　B. mg/L　C. ug/L　D. 以上都是

3. 50ml 0.2mol/L$AlCl_3$和50ml 0.1mol/L$CaCl_2$溶液相混合后,Cl^-的浓度是(　　)。

A. 0.5mol/L　B. 0.4mol/L　C. 0.3mol/L　D. 0.2mol/L

4. 溶液稀释计算的依据是(　　)。

A. 稀释前后溶液的量不变　B. 稀释前后溶质的量不变

C. 稀释前后溶剂的量不变　D. 稀释前后溶液的物质的量不变

5. 临床上常用的人工肾透析液,每1000ml中含葡萄糖0.11mol、NaCl 0.95mol、NaAc 0.35mol、KCl 0.01mol、$MgCl_2$ 0.01mol、$CaCl_2$ 1.7g,此透析液是(　　)溶液。

A. 等渗　B. 低渗　C. 高渗　D. 不能确定

6. 19.0g/L乳酸钠($C_3H_5O_3Na$)溶液的渗透浓度为(　　)。($C_3H_5O_3Na=112$)

A. 239mmol/L　B. 339mmol/L　C. 439mmol/L　D. 539mmol/L

7. 与血浆相比,下列不属于等渗溶液的是(　　)。

A. C(葡萄糖)=0.3mol/L　B. C($NaHCO_3$)=0.2mol/L

C. C($CaCl_2$)=0.1mol/L　D. C(NaCl)=0.15mol/L

8. 下列各组溶液是等渗溶液的是(　　)。

A. 0.1mol/L NaCl溶液与0.1mol/L $CaCl_2$溶液

B. 0.3mol/L$CaCl_2$溶液与0.3mol/L葡萄糖溶液

C. 0.2mol/L葡萄糖溶液与0.1mol/LNaCl溶液

D. 0.2mol/LNaCl溶液与0.1mol/L$CaCl_2$溶液

9. 下列各组溶液用半透膜隔开,渗透由左向右进行的是(　　)。

A. 0.1mol/L NaCl溶液 | 0.1mol/L $CaCl_2$溶液

B. 0.1mol/L$CaCl_2$溶液 | 0.3mol/L葡萄糖溶液

C. 0.2mol/L葡萄糖溶液 | 0.1mol/LNaCl溶液

D. 0.2mol/LNaCl溶液 | 0.1mol/L$CaCl_2$溶液

10. 下列溶液中渗透压最大的是(　　)。

A. $C(NaCl)=0.2mol/L$　　B. $C(C_6H_{12}O_6)=0.2mol/L$

C. $C(CaCl_2)=0.2mol/L$　　D. $C(NaCl)=0.2mol/L$

11. 会使红细胞发生皱缩现象的溶液是(　　)。

A. 9g/L 氯化钠溶液　　B. 100g/L 葡萄糖溶液

C. 50g/L 葡萄糖溶液　　D. 生理盐水与等体积水混合

12. 给病人换药时,为了避免引起疼痛,通常用与组织细胞液(　　)的生理盐水冲洗伤口。

A. 高渗　　B. 低渗　　C. 等渗　　D. 蒸馏水

13. 血浆渗透压主要来源于(　　)。

A. 晶体渗透压　　B. 胶体渗透压　　C. NaCl　　D. $NaHCO_3$

14. 下列各组溶液中,在相同温度下渗透压相等的是(　　)。

A. 0.1mol/L$CaCl_2$溶液与0.3mol/L$MgSO_4$溶液

B. 0.3mol/L 葡萄糖溶液与0.6mol/L 蔗糖溶液

C. 0.4mol/L 葡萄糖溶液与0.2mol/L$CaCl_2$溶液

D. 0.12mol/L$CaCl_2$溶液与0.18mol/L NaCl 溶液

15. 下列溶液在医学上是等渗溶液的是(　　)。

A. 0.9g/L 的 NaCl 溶液　　B. 9%(g/ml)的 NaCl 溶液

C. 50(g/L)的葡萄糖溶液　　D. 5g/L 的葡萄糖溶液

16. 1.25%(g/ml)的$NaHCO_3$溶液的渗透浓度是(　　)。($NaHCO_3=84$)

A. $149mOsmol\cdot L^{-1}$　　B. $298mOsmol\cdot L^{-1}$

C. $0.149mOsmol\cdot L^{-1}$　　D. $0.298mOsmol\cdot L^{-1}$

17. 下列溶液用半透膜隔开,渗透方向正确的是(　　)。

A. 0.5mol/L 的 NaCl 溶液→2mol/L 的蔗糖溶液

B. 3mol/L 的蔗糖溶液→3mol/L 的葡萄糖溶液

C. 0.1mol/L 的 KCl 溶液←0.1mol/L 的$CaCl_2$溶液

D. 50g/L 的葡萄糖溶液 =50g/L 的蔗糖溶液

18. 100ml 0.01mol/L Na_2SO_4溶液的渗透浓度是(　　)。

A. 30mmol/L　　B. 40mmol/L　　C. 60mmol/L　　D. 10mmol/L

19. 下列因素中,与非电解质稀溶液的渗透压无关的是(　　)。

A. 溶质的本性　　B. 溶液的温度　　C. 溶液的浓度　　D. 单位体积中溶质的质点数

20. 相同温度下,下列溶液中渗透压最小的是(　　)。

A. 生理盐水　　B. $42g\cdot L^{-1}$ $NaHCO_3$加等体积水

C. $1g\cdot L^{-1}$ NaCl 溶液　　D. $0.1mol\cdot L^{-1}$ $CaCl_2$溶液

21. 37℃时,血浆渗透压为770KPa,由此可计算出与血液具有同样渗透压的葡萄糖静脉注射液的浓度为(　　)。

A. $0.15mol\cdot L^{-1}$　　B. $0.30mol\cdot L^{-1}$

C. $3.0\times10^{-4}mol\cdot L^{-1}$　　D. $30mol\cdot L^{-1}$

22. 用半透膜将$0.02mol\cdot L^{-1}$蔗糖溶液和$0.02mol\cdot L^{-1}$ NaCl 溶液隔开时,将会发生的

现象是(　　)。

A. 水分子从 NaCl 溶液向蔗糖溶液渗透

B. 水分子从蔗糖溶液向 NaCl 溶液渗透

C. 互不渗透

D. 都不确定

23. 等渗溶液应是(　　)。

A. 同一温度下，溶液的质量浓度相等的两溶液

B. 物质的量浓度相等的两溶液

C. 溶质的物质的量相等的两溶液

D. 同一温度下，渗透浓度相等的两种溶液

24. 将红细胞分别置于 0.085mol · L^{-1} NaCl 溶液和 0.556mol · L^{-1} 葡萄糖溶液中，下列说法正确的是(　　)。

A. 红细胞内液为高渗，0.085mol · L^{-1} NaCl 溶液为低渗

B. 红细胞内液为高渗，而 0.556mol · L^{-1} 葡萄糖溶液为低渗

C. 红细胞内液和 0.085mol · L^{-1} NaCl 溶液均为等渗

D. 红细胞内液为低渗，而 0.085mol · L^{-1} NaCl 溶液为高渗

25. 准确配制一定体积溶液的容器为(　　)。

A. 烧杯　　B. 容量瓶　　C. 量杯　　D. 试剂瓶

26. 用来准确移取一定体积液体的仪器是(　　)。

A. 量杯　　B. 吸量管　　C. 量筒　　D. 容量瓶

27. 蛋白质溶液属于(　　)。

A. 乳状液　　B. 悬浊液　　C. 胶体　　D. 真溶液

28. 沉降是指下列现象(　　)。

A. 胶粒受重力作用下沉　　B. 胶粒稳定性被破坏而聚结下降

C. 蛋白质盐析而析出下沉　　D. 高分子溶液粘度增大失去流动性

29. 盐析是指下列现象(　　)。

A. 胶粒受重力作用下沉

B. 胶粒稳定性被破坏而聚结下降

C. 在蛋白质溶液中加入大量电解质而使蛋白质析出的过程

D. 高分子溶液黏度增大失去流动性

30. 关于溶胶说法正确的是(　　)。

A. 溶胶的光学性质是布朗运动　　B. 胶粒直径介于 1 ~ 100nm

C. 胶粒都带正电荷　　D. 溶胶属于高分子溶液

31. 下列关于高分子溶液叙述正确的是(　　)。

A. 稳定性小　　B. 黏度小

C. 属于均匀、不稳定体系　　D. 高分子溶液粘度增大失去流动性

32. 高分子溶液在医学上的应用在于(　　)。

A. 高分子溶液对溶胶的保护作用　　B. 高分子溶液稳定性
C. 蛋白质盐析而析出下沉　　D. 高分子溶液黏度增大失去流动性

33. 正常人血浆中含有的微溶性无机盐，浓度比纯水中大，但不发生沉淀，原因是(　　)。

A. 以溶胶形式存在　　B. 多种盐混合存在
C. 蛋白质的保护作用　　D. 尚不清楚

34. 正常人血浆渗透压为280～320mOsmol/L，则300mOsmol/L 葡萄糖溶液属于(　　)。

A. 等渗溶液　B. 低渗溶液　C. 高渗溶液　D. 不能确定

35. 区别溶液和溶胶的简单方法是(　　)。

A. 加入一种溶质　B. 加水　C. 过滤　D. 丁铎尔现象

36. 某溶胶粒子在电场作用下向阴极移动，说明该溶胶粒子(　　)。

A. 带正电荷　B. 带负电荷　C. 不带电荷　D. 无法判断

37. 不能使氢氧化铁溶胶发生聚沉的是(　　)。

A. 加入硫酸钠　B. 加入硅酸溶胶　C. 加热　D. 加入鸡蛋清溶液

38. 下列电解质对硫化砷溶胶聚沉能力最强的是(　　)。

A. NaCl　B. $CaCl_2$　C. $AlCl_3$　D. Na_2SO_4

39. 下列对于高分子化合物溶液描述不正确的是(　　)。

A. 是单相分散系
B. 稳定性大
C. 溶液黏度较大
D. 因为分散相粒子大小达到胶体粒子大小，所以它与胶体溶液的性质完全一样

二、填空题

1. 正常人体的血浆渗透浓度为______。在医学上，凡与血浆渗透浓度相等的溶液称为______，5.85g/L 氯化钠溶液的渗透浓度为______，若将红细胞放入该溶液中，将出现______现象。

2. 医学上常用的浓度表示方法有______、______、______、______。

3. 从净结果看，渗透现象总是由______溶液向______溶液渗透。

4. 渗透现象的产生必须具备两个条件是______、______。

5. 临床上常见的等渗溶液有______、______、______、______等。

某患者需补0.05molNa^+，应补______克 NaCl，若用生理盐水需______ml。

6. 输液是临床治疗中常用的处置方法之一，大量输液的一个基本原则是输______，原因是______。

7. 临床上使用的复方氯化钠注射液规格是每升溶液中含有 NaCl8.6g、KCl0.3g、$CaCl_2$ 0.33g，其渗透浓度为______。($M_{NaCl}=58.44$；$M_{KCl}=74.55$；$M_{CaCl_2}=110.98$)

8. 血浆的渗透压分为 ______和______。血浆渗透压主要来源于

________。

9. 根据分散粒子的大小，分散系分为________、________、________。

10. 高分子化合物溶液比胶体溶液稳定，是因为____________，要使高分子从溶液中析出，必须加入________，这种现象叫______________。

11. 物质的量浓度和质量浓度之间的关系可以表示为________。

12. 胶体粒子比较稳定存在的主要原因是________、________、________。

13. 利用________现象可以区分溶液、溶胶、粗分散系，这种现象产生的原因是________。

14. 溶胶是一种不稳定体系，具有________、________、________、________等一系列特殊性质。

15. 胶粒带电的原因主要是________、________。

16. 溶胶聚沉的方法有________________、________、________。

17. 高分子溶液具有的特性是____________、________。

三、计算题

1. 临床上用来治疗碱中毒的针剂 NH_4Cl，其规格为 20ml/支，每支含 0.16gNH_4Cl，计算该针剂的物质的量浓度及每支针剂中含 NH_4Cl 的物质的量。

2. 用 3 支(20ml/支)112g/L 的乳酸钠($NaC_3H_5O_3$)针剂可配成 1/6mol/L 的乳酸钠溶液多少毫升？

3. 某病人输入生理盐水 500ml，相当于补 Na^+ 离子多少克？

4. 小儿体液疗法中补液用的溶液可由 500ml50g/L 葡萄糖溶液加 15ml 100g/LNaCl 溶液和 15ml112g/L 乳酸钠溶液配制而成，该溶液的渗透浓度为多少毫摩尔/升？（可认为葡萄糖为非渗透活性物质）$M_{乳酸钠}=112g/mol$

5. 药典规定，药用酒精的 $\omega_B=0.95$，问 500ml 药用酒精中含纯酒精多少毫升？

6. 烟草中有害成分尼古丁的实验式是 C_5H_7N。现在将 538mg 尼古丁溶于 100ml 水中，该溶液的质量浓度和物质的量浓度各是多少？

7. 欲用体积分数为 0.50 和 0.05 的两种葡萄糖溶液相混合，配制 0.10 的葡萄糖溶液 500ml。问需要上述两种溶液各多少毫升？

8. 100ml 水溶液中含有 2.00g 白蛋白(分子量为 69000)，25℃时，该白蛋白溶液的渗透压(kPa)是多少？

9. 将 0.1moL/LHCl 和 0.1mol/L$CaCl_2$溶液等体积混合，则溶液中的 Cl^- 和 H^+ 的物质的量浓度为多少？

10. 计算下述溶液的渗透浓度为多少 mOsmol/L。

(1)19.0g/L 乳酸钠溶液；

(2)12.5g/L 碳酸氢钠溶液(已知 $NaC_3H_5O_3$分子量 =112，$NaHCO_3$分子量 =84)。

第四章 化学热力学基础

Ⅰ. 学习目标

①了解热力学常用术语。

②熟悉热力学第一定律和化学反应热的求算。

③了解热力学第二定律,熵和自由能。

Ⅱ. 重点、难点

①重点:热力学第二定律。

②难点:熵概念的理解。

Ⅲ. 总结

第一节 热力学中的几个常用术语

一、系统和环境

1. 系统

作为研究对象的一定量物质。

2. 环境

系统以外并且与系统密切相关的部分。

3. 热力学系统分类

①敞开体系:既有物质交换,也有能量交换。

②封闭体系:无物质交换,有能量交换。

③孤立体系:既无物质交换,也无能量交换。

二、状态与状态函数

1. 状态

系统的全部性质(物理性质和化学性质)的综合体现,这些性质都是宏观的物理量。

2. 状态函数

描述系统状态的物理量。系统的全部性质都是系统的状态函数。如气体体系:p ,V,n,T…

3. 状态函数分类

①广度性质。这类性质具有加合性，如 V、物质的量 n 等。

②强度性质。这些性质没有加合性，如温度、压力等。

例如，50℃的水与50℃的水相混合水的温度仍为50℃。

4. 状态函数的特性

①系统的状态一定，状态函数的值就一定。

②系统的状态改变，状态函数的值可能改变，但状态函数的变化值只取决于始态和终态，而与变化过程无关。$\Delta U = U_2 - U_1$

③循环过程状态函数的变化值为0。$\Delta U = 0$

三、过程与途径

（一）定义

1. 过程

体系的状态发生变化，从始态到终态，我们说经历了一个热力学过程，简称过程。

2. 途径

完成一个热力学过程，可以采取不同的方式。我们把每种具体的方式，称为一种途径。过程着重于始态和终态；而途径着重于具体方式。

（二）过程分类

①等温过程：$\Delta T = 0$。

②等压过程：$\Delta p = 0$。

③等容过程：$\Delta V = 0$。

④循环过程：体系中任何状态函数的改变值均 $=0$。

⑤绝热过程：$Q = 0$。

四、热与功

（一）定义

1. 热（Q）

系统和环境之间由于温度差而交换的能量形式。

2. 功（W）

系统和环境之间除了热以外的一切能量交换形式，如膨胀功、电功等。

（二）特点

Q，W 均不是状态函数。

1. 热力学规定

系统向环境放热，$Q < 0$；系统从环境吸热，$Q > 0$。

系统对环境作功，$W < 0$；系统从环境得功，$W > 0$（环境对系统作功）。

要点：使系统能量升高为正。

2. 体积功和非体积功

$W = W_e + W_f$

W_e:体积功或膨胀功,W_f:非体积功。

化学反应体系中一般只涉及体积功 W_e。

体积功计算:$W = -F \times L = -p_{外} \times A \times L = -p_{外} \Delta V$。

第二节　热力学第一定律和热化学

一、内能

1. 内能(U)

系统内部能量的总和。包括:动能、势能、核能等。

2. 说明

①内能是状态函数:状态一定,U一定。

②内能属广度性质:能量都具有加和性。

③内能的绝对值无法确定:微观粒子运动的复杂性。

二、热力学第一定律

$\Delta U = U_2 - U_1 = Q + W$

说明:

U是状态函数,Q、W不是状态函数。

只要始态和终态一定,不同过程的 Q 或 W 的数值可以不同,但 $Q+W$,即ΔU一样。

特定条件下的热力学第一定律的表达式:等压反应热和等容反应热。

(一)等容反应热

$\Delta U = Q_v + W = Q_v - p\Delta V$

式中,Q_v 表示等容反应热。

由于等容过程$\Delta V = 0$,所以 $Q_v = \Delta U$ 即等容反应热等于系统的内能变化。

系统内能的绝对值无法确定,但它的改变量可以用等容反应热来量度。

(二)等压、不做非体积功条件下

$\Delta U = U_2 - U_1 = Q_p + W = Q_p - p_{外}\Delta V$

式中,Q_p表示等压反应热。

$U_2 - U_1 = Q_p - p_{外}(V_2 - V_1) = Q_p - p_2V_2 + p_1V_1$

$(U_2 + p_2V_2) - (U_1 + p_1V_1) = Q_p$

令　　$H = U + pV$

则有　　$H_2 - H_1 = Q_p$

即
$$\Delta H = Q_p$$

三、热化学

(一)热化学方程式

定量表示化学反应与热效应关系的方程式。

(二)热化学方程式的正确书写

①必须写出完整的化学反应计量方程式。

②要标明参与反应的各种物质的状态。

用 g、l 和 s 分别表示气态、液态和固态,用 aq 表示水溶液。

如固体有不同晶型,还要指明是什么晶型。

③要标明温度和压力。标态下进行的反应要标“θ”。298.15K 下进行的反应可不标明温度。

④要标明相应的反应热。

(三)Hess 定律和反应热的计算

①Hess 定律:等压或等容条件下,一个不做非体积功的化学反应不管是一步完成还是分几步完成,其总的热效应都相同。

②Hess 定律的意义:预言尚不能实现的化学反应的反应热。计算实验测量有困难的化学反应的反应热。

第三节 热力学第二定律

一、自发过程及其特征

(一)自发过程

不需要任何外力推动就能自动进行的过程。

(二)基本特征

1. 单向性

自动地向一个方向进行,不会自动地逆向进行。

2. 具有做功的能力

做功能力实际上是过程自发性大小的一种量度。

3. 有一定的限度

进行到平衡状态时宏观上就不再继续进行。

二、系统的熵

(一)熵

系统混乱度的量度。符号:S。

①系统的混乱度越大,熵值越大。

②熵是状态函数。

③熵是广度性质。

(二)热力学第三定律

一纯净物质的完整晶体(质点完全排列有序,无任何缺陷和杂质),在绝对零度 K 时,热运动几乎停止,系统的混乱度最低,热力学规定其熵值为零。

热力学温度 0K 时,任何纯物质的完整晶体的熵值为零。

(三)规定熵

熵值以 $T = 0$K 时,$S = 0$ 为比较标准而求算出的。

标准摩尔熵:在标准状态下 1mol 物质的规定熵。符号:Sm^{θ},单位:$J \cdot K^{-1} \cdot mol^{-1}$。

注意:

①稳定单质的 $\Delta_f Hm^{\theta}$ 为零,稳定单质的 $S_m{}^{\theta}$ 不为零。

②水合离子的 Sm^{θ},是以水合 H^+ 离子的标准摩尔熵值为零的规定基础上求得的相对值。

(四)Sm^{θ} 的变化规律

①同一物质的不同聚集态,Sm^{θ}(气态)> Sm^{θ}(液态)> Sm^{θ}(固态)。

②对于同一种聚集态的同类型分子,复杂分子比简单分子的 Sm^{θ} 值大,如 $Sm^{\theta}(CH_4,g) < Sm^{\theta}(C_2H_6,g) < Sm^{\theta}(C_3H_8,g)$。

③对同一种物质,温度升高,熵值加大。

三、系统的自由能

(一)Gibbs 自由能

①定义式:$G = H - TS$。

G 是状态函数,广度性质,无法测绝对值。

②自由能的减少等于系统等温等压下作最大非体积功(可逆过程),即 $\Delta G = W_f$。

(二)用自由能判断化学反应方向

设可逆过程环境从系统吸热 Q_r 环境

又,等温等压: Q_r 系统 $= \Delta H$ 系统

$$\therefore \Delta S_{环境} = \frac{Q_r}{T} = \frac{-\Delta H_{系统}}{T}$$

而自发过程 ΔS 总 $= \Delta S$ 系统 $+ \Delta S$ 环境 > 0

即有$\Delta S_{系统}-\frac{\Delta H_{系统}}{T}>0$

由于都是系统的变化，略去下标“系统”

$\Delta H-T\Delta S<0$

令 $G=H-TS$

由于等温，$\Delta H-T\Delta S=\Delta H-\Delta(TS)=\Delta G$

则有 $\Delta G<0$

此即等温、等压、$W_f=0$条件下化学反应自发进行的自由能判据。

利用ΔG可以判断等温、等压、不做非体积功条件下化学反应的自发进行方向：

$\Delta G<0$，正向反应可自发进行。

$\Delta G>0$，正向反应不能自发进行，但逆反应自发进行。

$\Delta G=0$，系统达到平衡，这是反应可能进行的最大限度。

第四章 化学热力学基础习题

一、选择题

1. 封闭体系与环境之(　　)。

A. 既有物质交换，又有能量交换　　B. 有物质交换，无能量交换

C. 既无物质交换，又无能量交换　　D. 无物质交换，有能量交换

2. 下列物理量中，可以确定其绝对值的为(　　)。

A. H　　B. U　　C. G　　D. S

3. 下列物理量中不属于状态函数的是(　　)。

A. H　　B. W　　C. G　　D. S

4. 对于一般化学反应，热力学第一定律中的功，通常为(　　)。

A. 表面功　　B. 膨胀功　　C. 压缩功　　D. 体积功

5. 被绝热材料包围的房间内放有一电冰箱，将电冰箱门打开的同时向冰箱供给电能而使其运行。室内的温度将(　　)。

A. 逐渐升温　　B. 逐渐降低　　C. 不发生变化　　D. 无法确定

6. 一个人精确地计算了他一天当中做功所需付出的能量，包括工作、学习、运动、散步、读书、看电视、甚至做梦等等，共12800kJ。所以他认为每天所需摄取的能量总值就是12800kJ。这个结论是否正确？(　　)

A. 正确　　B. 违背热力学第一定律

C. 违背热力学第二定律　　D. 不正确

7. 如果体系经过一系列变化后，又变回初始状态，则体系的(　　)。

A. $Q=0, W=0, \Delta U=0, \Delta H=0$　　B. $Q\neq0, W\neq0, \Delta U=0, \Delta H=Q$

C. $Q=-W, \Delta U=Q+W, \Delta H=0$　　D. $Q\neq W, \Delta U=Q+W, \Delta H=0$

8. 下列物质中,$\Delta_f H$ 不等于零的是(　　)。

A. Fe(s)　　B. C(石墨)　　C. Ne(g)　　D. Cl_2(l)

9. 盖斯定律认为化学反应的热效应与途径无关。这是因为反应处在(　　)。

A. 可逆条件下进行　　B. 恒压无非体积功条件下进行

C. 恒容无非体积功条件下进行　　D. 以上 B、C 都正确

10. 下列反应中,$\Delta_r H$ 与产物的 $\Delta_f H$,相同的是(　　)。

A. $2H_2(g) + O_2(g) \rightarrow 2H_2O(l)$　　B. $NO(g) + 1/2\ O_2(g) \rightarrow NO_2(g)$

C. C(金刚石)→ C(石墨)　　D. $H_2(g) + 1/2\ O_2(g) \rightarrow H_2O(l)$

11. 已知下列物质 $\Delta_f H/kJ \cdot mol^{-1}$:$C_2H_6$(g, −84.7)、$C_2H_4$(g,52.3)、HF(g, −271.0),则反应:$C_2H_6(g) + F_2(g) = C_2H_4(g) + 2HF(g)$ 的 ΔrH 为(　　)。

A. $405\ kJ \cdot mol^{-1}$　　B. $134\ kJ \cdot mol^{-1}$

C. $-134\ kJ \cdot mol^{-1}$　　D. $-405\ kJ \cdot mol^{-1}$

12. 下列物质在 0K 时的标准熵为 0 的是(　　)。

A. 理想溶液　　B. 理想气体　　C. 完美晶体　　D. 纯液体

13. 以下说法正确的是(　　)。

A. 放热反应都可以自发进行

B. 凡 $\Delta G > 0$ 的反应都不能自发进行

C. $\Delta rH > 0$ 及 $\Delta rS > 0$ 的反应在高温下有可能自发进行

D. 纯单质的 $\Delta_f H$、$\Delta_f G$ 及 S 皆为 0

14. 反应 FeO(s) + C(s) = CO(g) + Fe(s) 的 ΔrH 为正,ΔrS 为正(假定 ΔrH, ΔrS 与温度无关),下列说法中正确的是(　　)。

A. 低温下自发过程,高温下非自发过程

B. 高温下自发过程,低温下非自发过程

C. 任何温度下均为非自发过程

D. 任何温度下均为自发过程

二、填空题

1. 按系统与环境之间物质及能量的传递情况,系统可分为________系统、________系统、________系统。

2. 系统中具有相同________性质和________性质的部分称为相;相与相之间有明显的________分开。

3. 热力学系统状态取决于________;反之,如果系统的________全部都有确定的值,则系统的________是确定的。

4. 状态函数与非状态函数本质上的区别在于:状态函数________,而非状态函数________。

5. 描述系统状态变化时的热力学能变与功和热的关系式________。系统从环境吸热时,Q ________ 0,系统对环境做功时,W ________ 0。

6. 已知某一体系吸热 60 kJ，内能降低了 20 kJ。根据热力学第一定律，该体系对环境作功。

7. 化学反应所吸收或放出的热量叫作________。物质的________是物质微观粒子混乱度的量度，ΔrH 可以表示等温等压过程中的________，________则常表示过程进行的程度。

8. 化学热力学中规定：标准状态指：压力 p = ________kPa。

9. 等温等压。只做体积功的反应，Q_p = ________，而恒容反应时，Q_v = ________。

10. 符号 $\Delta_f H$ (H_2O, l, 298K) 表达的具体含义是________。

11. 符号 S (N_2O_5, g, 298K) 表达的具体含义是__________，而符号 $\Delta_r S$(298K) 则是表示________。

12. 符号 $\Delta_f G$ ($FeCl_3$, s, T) 表达的具体含义是________。

三、计算题

1. 已知 25℃，标准状态下，如下反应及其反应热数据：

$C(s) + O_2(g) = CO_2(g)$ $\Delta_r H_1 = -393.7\ kJ \cdot mol^{-1}$

$CO(g) + 1/2\ O_2(g) = CO_2(g)$ $\Delta_r H_2 = -283.2\ kJ \cdot mol^{-1}$

计算 1mol 碳完全燃烧成一氧化碳时的反应的热效应（$\Delta_r H$）。

2. 已知下列数据：$SbCl_5(g)$ $SbCl_3(g)$

$\Delta_f H$ (298.15K)/ $kJ \cdot mol^{-1}$ −394.3 −313.8

$\Delta_f G$ (298.15K)/ $kJ \cdot mol^{-1}$ −334.3 −301.2

求反应 $SbCl_5(g) = SbCl_3(g) + Cl_2(g)$

(1) 在常温下能否自发进行？

(2) 在 500℃ 时能否自发进行？

第五章 化学反应速率和化学平衡

Ⅰ. 学习目标

①掌握书写平衡常数的表达式；浓度、压强、温度等对化学反应速率以及化学平衡的影响。

②理解化学反应的平衡状态和化学平衡即反应进行的限度问题。

Ⅱ. 重点与难点

①重点：书写平衡常数的表达式；各类因素对化学平衡移动的影响。

②难点：化学平衡移动，物质转化率的计算。

Ⅲ. 总结

第一节　化学反应速率

一、化学反应速率的概念和表示方法

①化学反应的速率,是以单位时间内浓度的改变量为基础来研究的。

②化学反应表示方法:$v=\frac{\Delta c}{\Delta t}$。

③化学反应的速率的单位:$mol \cdot L^{-1} \cdot s^{-1}$;$mol \cdot L^{-1} \cdot m^{-1}$;$mol \cdot L^{-1} \cdot h^{-1}$。

二、化学反应的活化能与反应热

(一)化学反应速率理论简介

1. 碰撞理论

(1)有效碰撞

能够发生反应的碰撞。

①有效碰撞是发生反应的必要条件。

②碰撞方向必须合适。

(2)活化能和活化分子组

具备足够能量(碰撞后足以反应)的反应物分子组,称为活化分子组。

分子组的能量要求越高,活化分子组的数量越少,这种能量要求称之为活化能,用 Ea 表示。Ea 在碰撞理论中,认为和温度无关。Ea 越大,活化分子组数则越少,有效碰撞分数越小,故反应速率越慢。

分子不断碰撞,能量不断转移,因此,分子的能量不断变化,故活化分子组也不是固定不变的。但只要温度一定,活化分子组的百分数是固定的。

2. 过渡态理论

(1)活化络合物

当反应物分子接近到一定程度时,分子的键连关系将发生变化,形成一中间过渡状态,称活化络合物,活化络合物能量高,不稳定,它既可以进一步发展,成为产物,也可以变成原来的反应物,于是,反应速率决定于活化络合物的浓度,活化络合物分解成产物的几率和分解成产物的速率。

过渡态理论,将反应中涉及到的物质的微观结构和反应速率结合起来,这是比碰撞理论先进的一面。然而,在该理论中,许多反应的活化络合物的结构尚无法从实验上加以确定,加上计算方法过于复杂,致使这一理论的应用受到限制。

(2)反应进程——势能图

势能图:随着反应过程,体系势能变化情况。

在过渡态理论中,Ea 和温度的关系较为明显,T 升高,反应物平均能量升高,差值 Ea 要变小些。

(二)化学反应热与热化学方程式的书写

在化学反应进行的过程中,经常伴随着热量的变化。我们把放热的化学反应称放热反应,吸热的化学反应称为吸热反应。人类历史以来,在生活和生产实践中,十分注意利用和开发化学反应放出的热量。化学反应中的热效应,常用热化学方程式来表示。一种简单的方法是在化学方程式的右边用"+"号表示放出热量,用"-"号表示吸收热量。这种表明反应放出或吸收热量的化学方程式,称为热化学方程式。

例:$C(s) + O_2(g) = CO_2(g) + 393.5kJ$ 表示 1.0mol 碳燃烧成二氧化碳,放出 393.5kJ 热量。

三、影响化学反应速率的因素

(一)浓度对化学反应速率的影响

1. 基元反应

经过一次碰撞即可完成的反应,叫基元反应。$NO_2 + CO = NO + CO_2$ 在高温下,经反应物一次碰撞,即可完成反应,故为基元反应。

2. 质量作用定律

在基元反应中或在非基元反应的基元步骤中,反应速率和反应物浓度之间,有严格的数量关系,即遵循质量作用定律。

$aA + bB = gG + hH$ 基元反应

则:$v_i = k_i[A]^a[B]^b$ 恒温下,基元反应的速率同反应物浓度幂的连积成正比,幂指数等于反应方程式中的化学计量数。这就是质量作用定律。上式也叫做速度定律表示式。

质量作用定律的表达式,经常称为反应速率方程,速率方程中,$[A]$,$[B]$ 表示某时刻反应物的浓度,v_i 是以物质 i 的浓度表示的反应瞬时速率,即反应物为 $[A]$,$[B]$ 时的瞬时速率。

k_i 是速率常数,在反应过程中不随浓度变化,但 k_i 是温度的函数,不同温度下,k_i 不同。

3. 速率常数 k

(1) k 的意义

在 $v_i = k_i[A]^a[B]^b$ 形式速率方程中,k_i 表示当 $[A]$,$[B]$ 均处于 1 时的速率。这时,$v_i = k_i$,因此 k_i 有时称为比速率。k_i 是常数,在反应过程中,不随浓度而改变;但 k_i 是温度的函数,温度对速率的影响,表现在对 k_i 的影响上。

(2) k_i 之间的关系

用不同物质的浓度改变表示速率时,k_i 值不同。由 $v_i = k_i[A]^m[B]^n$,同一时刻,显然 $[A]$,$[B]$ 应该对应相同,v_i 的不同,是由 k_i 不同引起的。

(3) k_i 的单位

k 作为比例系数,不仅要使等式两侧数值相等,而且,物理学单位也要一致。

(二)温度对化学反应速率的影响

荷兰科学家,范特霍夫(Van't Hoff)提出,温度每升高 10 K,反应速度一般增加到原来的 2 ~4 倍。这被称作 Van't Hoff 规则。

温度对反应速率的影响,主要体现在对速率常数 k 的影响上。Arrhenius 总结了 k 与 T 的经验公式:$k = Ae^{-Ea/RT}$

常用对数:$\lg k = -\dfrac{Ea}{2.303RT} + \lg A$

式中:k 速率常数,Ea 活化能,R 气体常数,T 绝对温度;e 自然对数底,$e = 2.71828\cdots\cdots$,$\lg_e = 0.4343 = 1/2.303$;A 指前因子,单位同 k。

应用阿仑尼乌斯公式讨论问题,可以认为 Ea,A 不随温度变化。由于 T 在指数上,故对 k 的影响较大。

(三)催化剂对化学反应速率的影响

在反应中,反应物的数量和组成不变,能改变反应速率的物质,叫催化剂。催化剂改变反应速率的作用,称为催化作用。

根据其对反应速率的影响结果,将催化剂进行分类:

①正催化剂:加快反应速度;

②负催化剂:减慢反应速度。

催化剂改变反应速率,减小活化能,提高产率,不涉及热力学问题。

第二节　化学平衡

一、可逆反应与化学平衡

1. 不可逆反应

只能向一个方向进行的单向反应。

2. 可逆反应

在同一条件下,能同时向两个相反方向进行的双向反应。在化学方程式中常用"$\rightleftharpoons$"代替"="来表示反应的可逆性。

3. 化学平衡

在一定条件(温度、压力、浓度)下,当正反应和逆反应的反应速率相等时,反应物和产物的分压(或浓度)不再随时间而变的状态,称为化学平衡。这也就是化学反应所能达到的最大程度。

4. 化学平衡的基本特征

①体系的组成不再随时间而变。

②化学平衡是动态平衡。

③平衡组成与达到平衡的途径无关。

二、化学平衡常数——化学反应限度的特征值

(一)化学平衡常数

在一定温度下,可逆反应达到平衡时,生成物浓度幂的连乘积与反应物浓度幂的连乘积之比,是一个常数,幂指数为化学计量数。

对于一般可逆反应:$aA + bB \rightleftharpoons gG + hH$ 平衡时,K 是平衡常数。K 称为经验平衡常数。上述的结果可表述为:$\frac{[G]^g[H]^h}{[A]^a[B]^b} = K$

对于气相反应来说,由于恒温恒压下,气体的分压与浓度成正比,因此,在平衡常数表达式中,也可以用平衡时各气体的平衡分压来代替浓度。

平衡常数的物理意义:

①平衡常数是反应的特征常数,它不随物质的初始浓度而改变。因为对于特定的反应,只要温度一定,平衡常数就是定值,该常数与反应物或生成物的初始浓度无关。

②平衡常数数值的大小是反应进行程度的标志。因为平衡状态是反应进行的最大限度,而平衡常数的表达式很好的表示出了在反应达到平衡时的生成物和反应物的浓度关系,一个反应的平衡常数越大,说明反应物的平衡转化率越高。

③平衡常数明确了在一定温度下,体系达到平衡的条件。一个化学反应是否达到平衡状态,它的标志就是正反应速度等于逆反应速度,此时,各物质的浓度将不随时间而改变,而且,产物的浓度次方的乘积与反应物的浓度次方的乘积为一常数。

(二)平衡常数表达式的书写规则

①应与反应方程式相对应。如 373K 时,N_2O_4 和 NO_2 之间的相互转化反应为:

$N_2O_4 \rightleftharpoons 2NO_2$　　　$K_1 = \frac{[NO_2]^2}{[N_2O_4]}$

$1/2N_2O_4 \rightleftharpoons NO_2$　　　$K_2 = \frac{[NO_2]}{[N_2O_4]^{1/2}}$

$2\ NO_2 \rightleftharpoons N_2O_4$　　　$K_3 = \frac{[N_2O_4]}{[NO_2]^2}$

显然,$K_1 = K_2{}^2 = 1/K_3$。说明同一反应的化学计量系数不同时,平衡常数也不一样。

②反应方程式中如出现纯固体、纯液体以及稀溶液中的水,则作为常数处理,不包括在平衡表达式中。

③多重平衡规则:当几个平衡反应式相加或相减得到另一个平衡反应时,其平衡常数等于几个反应的平衡常数的乘积或商。

三、化学平衡常数的有关计算

①已知平衡浓度计算平衡常数;

②已知平衡浓度计算反应物初始浓度;

③已知平衡常数,反应物初始浓度,计算各物质的平衡浓度及某反应物的平衡转化率;

④计算可逆反应的反应商。

对于一般可逆反应:$aA + bB \rightleftharpoons gG + Hh$,我们定义某时刻的反应商Q:

$$\frac{(G)^g(H)^h}{(A)^a(B)^b} = Q$$

结论:$Q < K_c$时,反应正向进行;$Q > K_c$时,反应逆向进行;$Q = K_c$时,反应达到平衡。

第三节　化学平衡的移动

化学平衡是有条件的。在一定条件下建立的平衡,当条件发生变化时将被破坏,从平衡态变为不平衡态。之后,在改变了的条件下,反应再度平衡。这种过程称为化学平衡的移动。

导致平衡移动的原因,可以从反应商和平衡常数两个方面去考虑。此时,有 $Q = K$,$V_+ = V_-$,当体系加入反应物,Q 的分母增大,Q 变小,导致 $Q < K$,反应向右进行。过一段时间,又达到平衡,即平衡右移。

这是改变 Q,使 $Q \neq K$ 造成的平衡移动。改变 Q 的因素一般有浓度、压强、体积等外界条件。

一、浓度对化学平衡的影响

改变浓度将使平衡移动,增加一种反应物的浓度,可使反应正方向移动,反之,反应逆向移动;增加一种产物的浓度,可使反应逆方向移动,反之,反应正向移动。

二、压强对化学平衡的影响

压强变化只是对那些反应前后气体分子数目有变化的反应有影响;在恒温下,增大压强平衡向气体分子数目减少的方向移动,减小压强平衡向气体分子数目增加的方向移动。

三、温度对化学平衡的影响

温度对化学平衡的影响与反应热效应有关。如正向反应为放热反应,则逆反应必为吸热反应。增加温度平衡将向吸热方向移动,反之,向放热方向移动。

Le Chatelier 原理:如果对平衡施加一种作用,则平衡向着使这一种作用减小的方向移动。

四、催化剂与化学平衡

催化剂对化学平衡移动没有影响,但会缩短反应达到平衡的时间。

第五章　化学反应速率和化学平衡习题

一、选择题

1. 质量作用定律使用于(　　)。

A. 化学方程式中反应物与生成物系数均为 1 的反应

B. 基元反应

C. 复杂反应

D. 任何能够进行的反应

2. 在 $mA + nB \rightleftharpoons pC + qD + Q$ 的反应中 A. B. C. D 均为气体,且 $m + n = p + q$ 在平衡时,改变条件能使平衡向右移的是(　　)。

A. 加压,升温　　　　B. 降压,升温

C. 增大 A 的浓度,降温　　　　D. 增大 C 的浓度,降压

3. 若反应:A→2B 的活化能为 Ea,而反应:2B→A 的活化能为 Ea',加入催化剂后,有关 Ea 和 Ea关系的论述正确的是(　　)。

A. Ea 和 Ea同等程度降低,但加不同的催化剂时则变化的数值不同

B. Ea 比 Ea降低得多,加不同的催化剂时变化的数值相同

C. Ea 和 Ea同等程度降低,但加不同的催化剂时则变化的数值也相同

D. Ea比 Ea 降低得多,加不同的催化剂时变化的数值不同

4. 反应 $H_2(g) + Br_2(g) \rightleftharpoons 2HBr(g)$ 的 $K_c = 1.86$。若将 3mol H_2,4mol Br_2 和 5mol HBr 放在 10 dm^3 烧瓶中,则(　　)。

A. 反应将向生成更多的 HBr 方向进行;

B. 反应向消耗 H_2的方向进行

C. 反应已经达到平衡

D. 反应向生成更多 Br_2的方向进行

5. 对 $2SO_2(g) + O_2(g) \rightleftharpoons 2SO_3(g)$,它的化学反应速率可以表示为(　　)。

A. $-\frac{d(O_2)}{dt} = -\frac{d(SO_2)}{dt} = \frac{d(SO_3)}{dt}$

B. $-\frac{d(O_2)}{dt} = -\frac{2d(SO_2)}{dt} = \frac{2d(SO_3)}{dt}$

C. $-\frac{d(O_2)}{dt} = -\frac{d(SO_2)}{2dt} = \frac{d(SO_3)}{2dt}$

D. $\frac{d(O_2)}{dt} = \frac{d(SO_2)}{2dt} = \frac{d(SO_3)}{2dt}$

6. 一定温度和压力下,一定量的 PCl_5气体体积为 1dm^3,此时有 50% 的 PCl_5离解成 PCl_3 和 Cl_2,试判断在下列哪两种情况下 PCl_5的离解增加(　　)。(双选择)

A. 减低压力，使 PCl_5 体积变为 $2dm^3$

B. 保持压力为 101.3kPa，加入 N_2 气使体积变为 $2dm^3$

C. 保持体积不变加入 N_2 气，使压力变为 202.6kPa

D. 保持压力不变，加入 Cl_2 气，使体积变为 $2dm^3$

7. 对可逆反应，加入催化剂的目的是(　　)。

A. 提高平衡时产物的浓度　　B. 加快正反应速率而减慢逆反应速率；

C. 缩短达到平衡的时间　　D. 使平衡向右进行

8. $2NO + O_2 \rightleftharpoons 2NO_2$ 的反应达到平衡状态时，保持温度不变，若缩小反应容器的容积，物质的量增加的是(　　)。

A. NO　　B. NO 和 O_2　　C. NO_2　　D. NO、O_2 和 NO_2

9. 关于活化能，下列说法正确的是(　　)。

A. 活化能越大，反应速度越大　　B. 反应速度相同的反应，活化能相同

C. 一般活化能越小，反应速度越快　　D. 活化能是活化分子具有的能量

10. 在一定温度下：$SnO_2(s) + 2CO(g) \rightleftharpoons Sn(s) + 2CO_2(g)$　$K_1 = 0.024$

$CO(g) + H_2O(g) \rightleftharpoons CO_2(g) + H_2(g)$　　$K_2 = 0.034$

则 $SnO_2(s) + 2H_2(g) \rightleftharpoons Sn(s) + 2H_2O(g)$ 的 K_3 为(　　)。

A. 0.058　　B. 21　　C. 8.2×10^{-4}　　D. 0.71

11. 在反应 $4NH_3(g) + 5O_2 \rightleftharpoons 4NO(g) + 6H_2O(g)$ 的平衡体系中加入惰性气体，以增加体系压强。此时，(　　)。

A. NO 平衡浓度增加　　B. NO 平衡浓度减少

C. 加快正反应速度　　D. 平衡时 NH_3 和 NO 的量并没有改变

12. 当反应 $2NO_2(g) \rightleftharpoons N_2O_4(g)$ 达到平衡时，降低温度混合气体的颜色会变浅，说明此反应的逆反应是　(　　)。

A. $\Delta_r H^m = 0$ 的反应　　B. $\Delta_r H^m > 0$ 的反应

C. $\Delta_r H^m < 0$ 的反应　　D. 气体体积减小的反应

13. 关于速率常数的下述说法中正确的是(　　)。

A. k 值较大的反应反应速率必定较大

B. 一般来说一个反应的温度越高其 k 值越大

C. k 值的大小主要取决于反应物的压强

D. 一个反应的反应物浓度越大，其 k 值越大

14. 今有反应：A + B = C，速率方程为 $v = kC_A C_B$，下列说法正确的是(　　)。

A. 这个反应一定是基元反应　　B. 这个反应一定是复杂反应

C. 这是个二级反应　　D. 这是个一级反应

15. 升高温度反应速度加快的主要原因是(　　)。

A. 分子运动速度加快　　B. 活化能增加

C. 体系能量增加　　D. 活化分子的百分数增加

16. 如果用平衡常数代表化学反应的可逆程度，下列叙述正确的是(　　)。

A. 平衡常数很大或很小的反应都是可逆程度很小的反应

B. 平衡常数很大或很小的反应都是可逆程度很大的反应

C. 平衡常数很大的反应都是可逆程度很大的反应

D. 平衡常数很小的反应都是可逆程度很小的反应

二、填空题

1. $H_2O(l) \rightleftharpoons H^+(aq) + OH^-(aq)$　　$K_w = 1.0 \times 10^{-14}$

$CH_3COOH(aq) \rightleftharpoons CH_3COO^-(aq) + H^+(aq)$　　$K_a = 1.8 \times 10^{-5}$

那么 $CH_3COO^-(aq) + H_2O(l) \rightleftharpoons CH_3COOH(aq) + OH^-(aq)$ 的平衡常数 K =________。

2. 有两个反应Ⅰ和Ⅱ，反应Ⅰ的活化能 $E_{aⅠ}$ 比反应Ⅱ的 $E_{aⅡ}$ 大，温度升高时，Ⅰ的反应速度的增加比Ⅱ的反应速度的增加________（填快、慢或相同）。

3. 可逆反应 $C(s) + H_2O(g) = CO(g) + H_2(g)$ 的 $\Delta_r H = 134\ kJ \cdot mol^{-1}$，当反应达到平衡时，反应物与生成物的浓度________（填升高或降低）；当增大系统总压时，平衡将________（填向左或向右）移动；当降低温度时，该反应的反应速度将________（填加快或减慢）；若保持温度和体积不变并加入 $N_2(g)$，则平衡________移动。

4. 已知某化学反应正反应的活化能 $Ea = 29.6\ kJ \cdot mol^{-1}$，逆反应的活化能 $Ea = 48.6\ kJ \cdot mol^{-1}$，则该反应是一个 ________热反应。

5. 反应 $2A + B \rightleftharpoons 2D$ 的 $K_p = p_D^2/p_B$，升高温度和增大压力都使平衡逆向移动，则正反应是________ 热反应，K_c 的表达式是__________。

6. 某温度下，反应 $SO_2(g) + 1/2O_2(g) = SO_3(g)$ 的平衡常数 $K^\theta = 5$，则在同一温度下反应 $2SO_3(g) = 2SO_2(g) + O_2(g)$ 的平衡常数 K^θ 等于________。

三、简答题和计算题

1. 分析加入催化剂可以改变反应速率，而化学平衡常数不变的原因。

2. 在480℃的条件下，在密闭容器中进行下列反应：

$CO(g) + H_2O(g) \rightleftharpoons CO_2(g) + H_2(g)$　　$K_c = 1$

求：(1) 当 CO 与 H_2O 物质的量之比为1时，CO 的转化率为多少？

(2) 当 CO 与 H_2O 物质的量之比为3时，CO 的转化率为多少？

3. 900K，101325Pa 下三氧化硫部分离解为二氧化硫和氧气。若测得平衡混合物的密度为 $0.925 g \cdot dm^{-3}$，求三氧化硫的离解度。

第六章　电解质溶液

Ⅰ. 学习目标

①掌握酸碱质子理论和酸碱电子理论。

②熟悉多元弱酸的分步电离及近似计算。

③了解强电解质在溶液中的行为以及活度、活度系数、离子强度等概念。

④掌握电离平衡常数的意义和溶液中一元弱电解质的电离平衡及其计算。

⑤了解影响缓冲容量的因素。

⑥掌握同离子效应,了解同离子效应和盐效应的区别。

⑦熟悉配制缓冲溶液的原则和方法。了解常用缓冲溶液配方和标准缓冲溶液。

⑧熟悉血液中的主要缓冲系及在稳定血液 pH 过程中的作用。

⑨掌握溶度积的基本概念以及溶度积和溶解度之间的换算。

⑩掌握应用溶度积规则判断沉淀的生成和溶解。并能在几种平衡同时存在的情况下进行计算。

⑪了解沉淀的生成和溶解与同离子效应、盐效应和 pH 值等的关系。

Ⅱ. 重点、难点

①重点:酸碱质子理论;溶度积规则的应用;弱酸、弱碱在水溶液中的质子转移平衡和近似计算;同离子效应、盐效应、缓冲溶液。

②难点:缓冲溶液的作用原理;溶度积原理;多元酸、多元碱、两性物质的质子转移平衡和近似计算。

Ⅲ. 总结

第一节 酸碱理论简介

一、酸碱电离理论

1. 酸

电离出的正离子全部是 H^+。

2. 碱

电离出的负离子全部是 OH^-。

Arrhenius 理论在水溶液中是成功的。但其在非水体系中的适用性,却受到了挑战。溶剂自身的电离和液氨中进行的中和反应,无法用 Arrhenius 的理论去讨论,因为根本找不到符合定义的酸和碱。

二、酸碱质子理论

(一)酸碱的定义

1. 定义

在反应中给出质子的物质叫做酸;在反应中接受质子的物质叫做碱。

2. 酸碱的共轭关系

酸给出质子后,变成碱,例:$HCl = H^+ + Cl^-$ 和 $H_2CO_3 \rightleftharpoons H^+ + HCO_3^-$

同理,碱接受质子后,变成酸。故有:酸 = 碱 + 质子。

处于上述关系中的一对酸和碱,互称为共轭酸碱。Cl^- 是 HCl 的共轭碱,而 HCl 是 Cl^- 的共轭酸。H_2O 作为一种酸时,其共轭碱是 OH^-;而 H_2O 作为 一种碱时,其共轭酸是 H_3O^+。

3. 两性物质

H_2O 既可以给出质子作为酸,又可以接受质子作为碱,这种既能给出质子,又能接受质子的物质叫做两性物质。判断一种物质是酸还是碱,一定要在具体的反应中根据质子得失关系来判断。

(二)酸碱反应的实质

酸和碱反应的实质是质子的转移。

(三)酸碱的强弱和反应的方向

酸的强弱是通过给出质子的能力来判断的。于是一方面要看酸自身的能力,另一方面又和碱接受质子的能力有关。

酸碱反应中,质子总是从强酸向强碱转移,生成弱酸和弱碱。也就是说,酸碱反应的方向总是由强酸 + 强碱→弱酸 + 弱碱。

三、酸碱电子理论

(一)酸碱的定义

凡是能提供电子对的物质都是碱,碱是电子对的给予体。

凡是能接受电子对的物质都是酸,酸是电子对的接受体。

(二)酸碱反应和酸碱配合物

对于酸碱的识别,也要在具体的反应中进行。几乎所有的金属离子都是酸,负离子几乎都是碱,而酸和碱的反应的生成物都是酸碱配合物。

第二节　溶液的酸碱平衡机 pH 计算

一、水的质子自递平衡

（一）水的离子积常数

$H_2O \rightleftharpoons H^+ + OH^-$　　$K = [H^+][OH^-]$

式中的 K 称为水的离子积常数，经常用 K_w 表示。

K_w 是标准平衡常数，式中的浓度都是相对浓度。由于本章中使用标准浓度极其频繁，故省略除以 c^0 的写法。要注意它的实际意义。

温度升高时，K 值变大			
温度/K	273	295	373
K_w	0.13×10^{-14}	1.0×10^{-14}	74×10^{-14}

在溶液中，只要有 H_2O, H^+, OH^- 三者共存，之间就存在如下的数量关系：$[H^+][OH^-] = K_w$ 不论溶液是酸性，碱性，还是中性。

常温下，$[H^+] = 1.0 \times 10^{-7}$，表示中性。因为这时：$K_w = 1.0 \times 10^{-14}$

非常温时，溶液的中性只能是指：$[H^+] = [OH^-]$。

（二）pH 值和 pOH 值

pH 表示 $-\lg[H^+]$

pOH 表示 $-\lg[OH^-]$

因为 $[H^+][OH^-] = 1.0 \times 10^{-14}$，所以 $pH + pOH = 14$。

二、溶液的酸碱性

（一）强电解质溶液理论

1. 离子氛

德拜-休克尔理论指出，在强电解质溶液中不存在分子，电离是完全的。由于离子间的相互作用，正离子的周围围绕着负离子；负离子的周围围绕着正离子。我们称这种现象为存在离子氛。由于离子氛的存在，离子的活动受到限制，正负离子间相互制约。因此 1 摩尔的离子不能发挥 1 摩尔粒子的作用。显然溶液的浓度越大，离子氛的作用就越大，离子的真实浓度就越得不到正常发挥。

2. 活度系数

若强电解质的离子浓度为 c，由于离子氛的作用，其发挥的有效浓度为 a，则有真分数 f 存在，使 $a = f \cdot c$ 式中，c 浓度，a 有效浓度即活度，f 活度系数。用 f 修正后，得到活度 a，它能更真实地体现溶液的行为。

影响活度系数 f 大小的因素有：

(1)溶液的浓度

浓度大，活度 a 偏离浓度 c 越远，f 越小；浓度小，a 和 c 越接近，f 越接近于1。

(2)离子的电荷

电荷高，离子氛作用大，a 和 c 偏离大，f 小。电荷低，离子氛作用小，a 和 c 接近，f 接近于1。

3. 离子强度

溶液中各离子浓度与离子电荷平方乘积的总和的二分之一称为该溶液的离子强度。可用下式表示：$l=1/2\sum(CZ^2)$。

(二)弱电解质

1. 弱电解质溶液的电离平衡

在水溶液中，酸HB与水的质子传递反应达到平衡时，可用下式表示：

$$HB+H_2O \rightleftharpoons B^- + H_3O^+ \quad K_a=\frac{[H_3O^+]\cdot[B^-]}{[HB]}\cdots(1)式$$

K_a 为酸的解离平衡常数(dissociation of acid)。

K_a 是水溶液中酸强度的量度，它的大小表示酸在水中释放质子能力的大小，其值大于10时为强酸。Ka 值越大，酸性越强，反之亦然。

电力常数的意义如下：

①电离常数 K 值越大，电离程度越大。

②电离常数与弱酸、弱碱的浓度无关。同一温度下，不论弱电解质的浓度如何变化，电离常数不会改变。

③电离常数随温度而变化，但由于温度改变对电离常数影响较小，所以室温范围内可忽略温度对电离常数的影响。

类似地，碱 B^- 在水溶液中有下列平衡 $B^- + H_2O \rightleftharpoons HB + OH^-$

$$K_b=\frac{[HB]\cdot[OH^-]}{[B^-]}\cdots(2)式$$

K_b 为碱的解离平衡常数(dissociation of base)。K_b 值的大小表示该碱在水中接受质子能力的大小，K_b 值越大，碱性越强。

2. 共轭酸碱对的解离平衡常数之间的关系

酸HB和碱 B^- 互为共轭酸碱对，“(1)式”乘以“(2)式”则可以得到 $K_a\cdot K_b=[H_3O^+]\cdot[OH^-]=K_w$ 上式表示，Ka与Kb成反比，说明酸越强，其共轭碱越弱；碱越强，其共轭酸越弱。若已知酸的解离平衡常数Ka，就可以求出其共轭碱的解离平衡常数 K_b。

3. 同离子效应和盐效应

①同离子效应 —— 在弱酸或弱碱的水溶液中，加入含有相同离子的易溶性强电解质，使弱酸或弱碱的解离度 α 大大降低的现象。

②盐效应—— 在弱电解质溶液中加入与弱电解质不具相同离子的强电解质，使弱电解

质的离解度 α 稍有增加。

③同离子效应必伴随有盐效应发生，但同离子效应影响大于盐效应，没有特殊要求，计算时一般不考虑盐效应。

三、弱电解质溶液 pH 值近似计算

（一）一元弱酸和一元弱碱溶液的 pH 值近似计算

1. 一元弱酸 pH 值近似计算

浓度为 c_a 弱酸 HA 的水溶液的 H 的浓度存在下列等式：

$[H^+]^3 + K_a[H^+]^2 - (K_aC_a + K_w)[H^+] - K_aK_w = 0$（精确公式）

（1）当 $K_a \cdot c_a \geqslant 20Kw$ 时，可忽略水的质子自递平衡，只考虑酸的质子传递平衡

$[H^+] = \dfrac{-K_a + \sqrt{K_a^2 + 4K_ac_a}}{2}$（近似计算公式）

（2）当 $c_a/K_a \geqslant 500$ 或 $\alpha < 5\%$ 时，$1-\alpha \approx 1$，式可变为

$[H^+] = c_a\alpha$ 或 $a = \sqrt{K_a \cdot c_a\alpha}$

由此计算 $[H^+] = c_aa = \sqrt{K_b \cdot C_a}$

2. 一元弱碱 pH 值近似计算

对于一元弱碱溶液，$K_b \cdot c_b \geqslant 20K_w$，且 $c_b/K_b \geqslant 500$ 可得最简计算公式：

$[OH^-] = \sqrt{K_b \cdot c_b}$

（二）多元弱酸和多弱碱溶液 pH 近似计算

1. 多元弱酸溶液 pH 近似计算：

若 $K_{a1} \gg K_{a2} \gg K_{a3}$，且 $C_a/K_{a1} \geqslant 500$，$[H^+]$ 按一元弱酸处理 $[H^+] = \sqrt{K_{a1}C_a}$。

2. 多元弱碱溶液（如：PO_4^{3-}，CO_3^{2-}），其规律与多元酸相似。

第三节　缓冲溶液

一、缓冲溶液的概念及其组成

能抵抗外来少量强酸、强碱或稀释而保持 pH 值基本不变的溶液称为缓冲溶液。

缓冲溶液对外来少量强酸、强碱的抵抗作用称为缓冲作用。

缓冲溶液一般由具有足够浓度、适当比例的共轭酸碱对的两种物质组成。

组成缓冲溶液共轭酸碱对的两种物质称为缓冲系或缓冲对。

在实际应用中，往往采用酸碱反应的生成物与剩余的反应物组成缓冲溶液，如：弱酸（过量）+强碱：HAc（过量）+NaOH；强酸+弱碱（过量）：HCl+NaAc（过量）。实际上，形成的仍然是共轭酸碱对的两种物质。

二、缓冲作用原理

以 HAc－NaAc 缓冲系为例：

(大量)$HAc + H_2O \rightleftharpoons H_3O^+ + Ac^-$

$NaAc = Na^+ + Ac^-$(大量)

由于同离子效应，达平衡时，HAc 几乎完全以分子状态存在，所以溶液中含有大量的 HAc 与 Ac^-，且为共轭酸碱对。

Ac^-(共轭碱)为缓冲溶液的抗酸成分。

HAc(弱酸)为缓冲溶液的抗碱成分。

当溶液稀释时，H_3O^+ 和 Ac^- 离子浓度同时降低，同离子效应减弱，使 HAc 解离度增大，HAc 进一步解离产生的 H^+ 可使溶液的 pH 保持基本不变。

总之，由于缓冲溶液中同时含有较大量的弱酸(抗碱成分)和共轭碱(抗酸成分)，它们通过共轭酸碱对之间的质子转移平衡的移动以达到消耗掉外来的少量强酸、强碱或对抗稍加稀释的作用，使溶液的 H^+ 离子或 OH^- 离子浓度没有明显的变化，因此缓冲溶液具有缓冲作用。但缓冲溶液的缓冲作用不是无限的。

三、缓冲溶液 pH 的计算

以 $HB-B^-$ 组成缓冲溶液，溶液中 pH 值：

$pH = pK_a + \lg\frac{[B^-]}{[HB]}$ 或 $pH = pK_a + \lg\frac{[\text{共轭碱}]}{[\text{共轭酸}]}$　缓冲比：$\frac{[B^-]}{[HB]}$

上式是计算缓冲溶液 pH 的 Henderson－Hasselbach 方程式，又称缓冲公式。pK_a 为弱酸的解离常数的负对数；$[B^-]$ 和 $[HB]$ 均为平衡浓度。

由以上公式可知：

缓冲溶液的 pH 值主要取决于弱酸 pK_a 值 $[B^-]/[HB]$(缓冲比)。pK_a 值一定，其 pH 值随缓冲比的改变而改变。当缓冲比等于 1 时，$pH = pK_a$。

温度对 pH 值有影响，但一般不予考虑。

缓冲溶液加水稀释时，缓冲比不变，由缓冲公式计算的 pH 值也不变，即有一定的抗稀释能力。

但离子强度的改变，使 $[B^-]$ 及 $[HB]$ 的活度系数改变，则 pH 值也随之有微小的变化。

缓冲范围：

一般：当 $[B^-]/[HB] < 1/10$ 或 $[B^-]/[HB] > 1/10$，β 值太小，溶液已不具有缓冲能力。即：当 $pH = pKa \pm 1$ 范围内，才具有缓冲能力。

缓冲溶液的 $pH = pKa \pm 1$ 作为缓冲能力的有效区间，称为缓冲溶液的有效缓冲范围。显然：缓冲系不同，各弱酸的 pKa 不同，则缓冲范围不同。

四、缓冲溶液的选择和配制

欲配制具有一定 pH 值且有足够缓冲能力的溶液，应按下述原则：

1. 选择适当的缓冲系

①具有的缓冲能力越大越好（使所配制的缓冲溶液的 pH 值在所选缓冲系的缓冲范围内，且尽可能选 pKa 更接近欲配制溶液的 pH 值的缓冲系）。

②实用性（所选缓冲系物质应稳定、无毒，不能与溶液中的反应物或产物发生作用）。

2. 配制的缓冲溶液的总浓度要适当

一般为：$0.05 \sim 0.2 mol \cdot L^{-1}$。

3. 计算各缓冲成分所需要的量

通常选用相同浓度的弱酸及其共轭碱。

4. 校正

需在 pH 计监控下，对所配缓冲溶液的 pH 校正。

五、缓冲溶液在医学上的意义

缓冲溶液在医学上有非常重要的意义

人体内各种体液都有一定的较稳定的 pH 范围，超出正常范围太大，可能引起机体内许多功能失调。在生命活动过程中，会不断地产生酸性物质，如碳酸、乳酸等；也会不断地产生碱性物质，如碳酸氢盐（HCO_3^-）、磷酸氢盐（HPO_4^{2-}）等。另外，人们摄取的食物中也有相当数量的酸性或碱性物质。尽管如此，健康人的血液的 pH 值总是保持在 7.35 ~7.45 的范围内，且不会发生显著的改变。如果血液的 pH 值降低到 7.35 以下，人要发生酸中毒；降低到 7.1以下，一般便要死亡。同样，血液的 pH 值上升到 7.45 以上，人要发生碱中毒，上升到7.6以上，一般也会死亡。总之，由于血液中多种缓冲系的缓冲作用和肺、肾的调节作用，使正常人血液的 pH 值维持在 7.35 ~ 7.45 的狭小范围内。

第五节　难溶强电解质的沉淀－溶解平衡

难溶性强电解质：在水中的溶解度很小，但溶解的部分是全部解离。

难溶的强电解质在水溶液中存在一个沉淀溶解平衡。该平衡属多相平衡，即未溶解的固相与溶解的离子之间的平衡。

一、溶度积

（一）溶度积定义

对于 A_mB_n 型的难溶电解质

溶度积常数：在一定温度下，难溶电解质饱和溶液有关离子浓度幂的乘积为一常数（幂指数为方程式中各物质的系数），此常数称为溶度积常数。符号：Ksp

$Ksp = [A^{a+}]^m[B^{b-}]^n$，它反映了难溶电解质在水中的溶解能力。

（二）溶度积与溶解度的关系

溶度积和溶解度都可表示难溶电解质在水中的溶解能力的大小，它们之间有内在联系，在一定条件下,可以直接进行换算。在换算时应注意:所使用的浓度单位,应换算成 $mol \cdot L^{-1}$。

例如:设难溶电解 A_mB_n 固体在水中的溶解度为 $S(mol \cdot L^{-1})$,则依据它在水中的沉淀溶解平衡

$$A_mB_n(s) \rightleftharpoons mA^{a+}(aq) + nB^{b-}(aq)$$

平衡时 (溶解度 S) mS nS

根据溶度积公式 $Ksp_{,A_mB_n} = [A^{a+}]^m \cdot [B^{b-}]^n$ 得

$$Ksp,(A_mB_n) = (mS)^m(nS)^n = m^m n^n S^{(m+n)}$$

故难溶电解 A_mB_n 的溶度积 Ksp 和溶解度 S 的换算关系式为 $S = \sqrt[(m+n)]{\dfrac{K_{sp,A_mB_n}}{m^m \cdot n^n}}$

二、溶度积规则

离子积 Q(ionic product):表示在任意条件下(包括不饱和溶液)离子浓度幂的乘积。

Q 和 Ksp 的表达形式类似,但是其含义不同。

Ksp 表示难溶电解质的饱和溶液中离子浓度幂的乘积,仅是 Q 的一个特例。

在任意条件下,对于某一溶液,Q 和 Ksp 间的关系有以下 3 种可能:

①$Q = Ksp$ 表示该溶液是饱和的,这时沉淀与溶解达到动态平衡,溶液中既无沉淀生成又无沉淀溶解。

②$Q < Ksp$ 表示溶液是不饱和溶液,无沉淀析出。若加入难溶电解质时,则会继续溶解。

③$Q > Ksp$ 表示溶液处于过饱和状态,溶液会有沉淀析出。

上述 3 点结论称为溶度积规则。它是难溶电解质沉淀溶解平衡移动规律的总结,也是判断沉淀生成和溶解的依据。

三、难溶电解质沉淀的生成和溶解

(一)沉淀平衡移动

1. 沉淀的生成

根据溶度积规则,当 $Q > Ksp$,就会有沉淀生成。

这种因为加入含有共同离子的电解质,使难溶电解质的溶解度降低的效应叫同离子效应。

2. 分级沉淀

如果在溶液中有两种以上的离子可与同一试剂反应产生沉淀,首先析出的是离子积最先达到溶度积的化合物。这种按先后顺序沉淀的现象,称为分级沉淀。

利用分步沉淀可进行离子间的相互分离。

(二)沉淀的溶解

根据溶度积规则,要使处于平衡状态的难溶电解质向着溶解的方向转化,就必须降低该难溶电解质饱和溶液中某一离子的浓度,以使其 $Q < Ksp$。减少离子浓度的方法有:

①生成难解离的物质使沉淀溶解。生成水、弱酸、弱碱、配离子或其他难解离的分子(另一种沉淀)。

②利用氧化还原反应使沉淀的溶解。

③利用生成配位平衡使沉淀溶解。

第六章 电解质溶液习题

一、选择题

1. 将下列物质加入 HAc 溶液中,能产生同离子效应的是(　　)。

A. HCl　　B. NaCl　　C. Na_2CO_3　　D. H_2O

2. 下列各组分等体积混合的溶液,无缓冲作用的是(　　)。

A. 0.2mol/L 邻苯二甲酸氢钾和等体积的水

B. 0.2mol/LHCl 和 0.2mol/L$NH_3 \cdot H_2O$

C. 0.2mol/L KH_2PO_4和 0.2mol/L Na_2HPO_4

D. 0.01mol/L NaOH 和 0.2mol/L HAc

3. 人体血液的 pH 值总是维持在 7.35 ~7.45 这一狭小的范围内。其中主要原因是由于(　　)。

A. 血液中的 HCO_3^-和 H_2CO_3只允许维持在一定的比率范围内

B. 人体内有大量的水分(约占体重的 70%)

C. 排出的 CO_2气体一部分溶在血液中

D. 排出的酸性物质和碱性物质溶在血液中

4. 下列有关缓冲溶液的叙述中,错误的是(　　)。

A. 总浓度一定时,缓冲比为 1 时,β 值最大

B. 缓冲对的总浓度越大,β 越大

C. 缓冲范围大体上为 $pK_a \pm 1$

D. 缓冲溶液稀释后,缓冲比不变,所以 pH 不变,β 也不变

5. 若某人血液的 pH =7.6,试判断它是(　　)。

A. 酸中毒患者　　B. 碱中毒患者　　C. 正常人　　D. 血压有些高

6. 在 H_2CO_3—$NaHCO_3$缓冲对中 $NaHCO_3$是(　　)。

A. 抗酸成分　　B. 抗碱成分

C. 既是抗酸成分又是抗碱成分　　D. 不能确定

7. 在氨水($NH_3 \cdot H_2O$)中加入下列试剂会产生同离子效应的是(　　)。

A. CH_3COO Na　　B. HCl　　C. NH_4 Cl　　D. Na_2SO_4

8. 下列化合物中能够成共轭酸碱对的一组是(　　)。

A. H_2CO_3—Na_2CO_3　　B. NaH_2PO_4—Na_2HPO_4

C. H_2SO_4— Na_2SO_4 D. NaOH—H_2O

9. 根据化学平衡原理，K_i 的大小与下列哪些因素有关(　　)。

A. 弱电解质的本性 B. 温度

C. 浓度 D. A 和 B

10. 实际上，强电解质的电离度为(　　)。

A. 100% B. 大于 30% C. 大于 5% D. 都不对

11. 关于酸性溶液说法正确的是(　　)。

A. 都不对

B. $[H_3O^+] < [OH^-]$

C. $[H_3O^+]$和$[OH^-]$的乘积是一个常数

D. pH 值 >7

12. 根据酸碱质子理论，下列物质都属于酸的是(　　)。

A. HS^-、CO_3^-、NH_3 B. H_2S、HAc、H_2CO_3

C. H_2S、CO_3^-、NH_3 D. HS^-、HCO_3^-、NH_3

13. 在氨水中加入(　　)，其电离度和 pH 值都会减小。

A. NH_4Cl B. NaOH C. HCl D. H_2O

14. 下列各缓冲溶液缓冲容量最大的是(　　)溶液。

A. 20ml0.1mol/LHAc 和 20ml0.1mol/LNaAc 混合

B. 20ml0.4mol/LHAc 和 20ml0.2mol/LNaOH 混合

C. 45ml0.1mol/LHAc 和 15ml0.1mol/LNaAc 混合

D. 45ml0.1mol/LHAc 和 10ml0.1mol/LNaAc 混合

15. 一元弱酸 HB 的电离常数 K_a(HB)与其共轭碱 B 的电离常数 $K_b(B^-)$，在水溶液中的关系是(　　)。

A. $K_a(HB) = K_b(B^-)$ B. $K_a(HB)K_b(B^-) = 1$

C. $K_a(HB)\ K_b(B^-) = K_w$ D. $K_a(HB)/K_b(B^-) = K_w$

16. 相同浓度的 HCN，HAc，苯甲酸，下列说法中正确的是(　　)。

A. 解离度相同 B. 解离常数相同 C. $[H^+]$相同 D. 以上说法均错误

17. 某缓冲溶液的共轭碱的 $K_b = 1.0 \times 10^{-6}$，从理论上推算该缓冲溶液的范围是(　　)。

A. 6 ~ 8 B. 7 ~ 9 C. 5 ~ 7 D. 5 ~ 6

18. 已知 HCN 的 $K_a = 5.0 \times 10^{-10}$，则 CN^- 的 K_b 等于(　　)。

A. 2.0×10^{-5} B. 5.0×10^{-10} C. 5.0×10^{-24} D. 2.2×10^{-6}

19. 下列各组分等体积混合的溶液，无缓冲作用的是(　　)。

A. 0.2mol/L 邻苯二甲酸氢钾和等体积的水

B. 0.2mol/L HCl 和 0.2mol/L$NH_3 \cdot H_2O$

C. 0.2mol/LKH_2PO_4和 0.2mol/LNa_2HPO_4

D. 0.01mol/L NaOH 和 0.2mol/LHAc

20. 现欲配制 pH = 9.00 的缓冲溶液，应选用下列弱酸或弱碱中的（　　）。

A. 羟氨（NH_2OH）（$K_b = 1.0 \times 10^{-9}$）　B. 氨水（NH_3的 $K_b = 1.8 \times 10^{-5}$）

C. 醋酸（$K_a = 1.8 \times 10^{-5}$）　D. 甲酸（$K_a = 1 \times 10^{-4}$）

21. 在 37℃，当血液 pH = 7.40，pKa = 6.10 时，此时[HCO_3^-]/[H_2CO_3]等于（　　）。

A. 1/20　B. 20/1　C. 2/1　D. 1/10

22. 根据酸碱质子理论，下列叙述中不正确的是（　　）。

A. 酸碱反应的实质是质子转移　B. 酸越强其共轭碱越强

C. 化合物中没有了盐的概念　D. 酸失去质子后就成为碱

23. 在含 0.02mol/L 的 HAc 和 0.01mol/L 的 NaOH 混合溶液中，主要物质有（　　）。

A. HAc 和 NaOH　B. HAc 和 Ac^-　C. Ac^- 和 NaOH　D. HAc、Ac^- 和 H_2O

24. 下列各对物质中可以构成缓冲系的是（　　）。

A. HAc ~ NH_3　B. HAc ~ HCl　C. HAc ~ NaCl　D. HAc ~ NaAc

25. 下列溶液中 pH 值最大的是（　　）。

A. 0.1mol/L HCl　B. 0.1mol/LHAc　C. 0.1mol/LNaOH　D. 0.1mol/L 氨水

26. 下列哪种物质在水溶液里存在电离平衡（　　）。

A. HAc　B. NaCl　C. $CaCO_3$　D. HCl

27. 在 0.1mol/L 的氨水中要使其电离度和 pH 值都减小应加入的物质是（　　）。

A. NaOH　B. NH_4Cl　C. H_2O　D. NH_3

28. 下列属于强电解质的是（　　）。

A. 氨水　B. 醋酸　C. 盐酸　D. 碳酸钙

29. 下列溶液中酸性最强的是（　　）。

A. pH = 0　B. [H +] = 10^{-5}

C. [OH −] = 10^{-12}　D. pH = 14

30. 已知婴儿胃液 pH = 5，成人胃液的 pH = 1，则成人胃液中[H^+]是婴儿胃液中的（　　）。

A. 10^{-4}倍　B. 4 倍　C. 10^4倍　D. 10^5

31. 0.1mol/L 的 HAc 溶液和 0.01mol/L 的 NaAc 溶液等体积混合，已知 HAc 的 pK_a = 4.75，则混合液的 pH 值是（　　）。

A. 4.75　B. 5.75　C. 3.75　D. 7

32. 0.1mol/L 的氨水溶液和 0.01mol/L 的氯化铵溶液等体积混合，已知氨水的 pK_b = 4.76，则混合液的 pH 值是（　　）。

A. 4.76　B. 5.76　C. 3.76　D. 7

二、填空题

1. 血浆中的主要缓冲系有 ________、________、________。

2. HCO_3^- 的共轭碱是__________,共轭酸是 ________。

3. 在组成上仅相差一个质子的酸和碱称为______________。

4. 人体血液的 pH 值在________之间,若超出这个范围就会导致代谢紊乱,严重时甚至造成死亡。

5. 影响电离度的因素主要有________。

6. 酸碱质子理论认为:凡能________的物质为酸,凡能________的物质为碱。

7. 在 HAc – NaAc 构成的缓冲系中,其中________为抗碱成分。

8. 缓冲溶液由________组成,缓冲溶液具有__________能力,缓冲溶液中的抗酸成分为________,抗碱成分为 ________,缓冲容量与 ________有关。

9. 纯净的水是一种极弱的电解质,它能微弱电离生成________和 ________,酸性溶液的 pH 值________ 7(<、>、=),碱性溶液的 pH 值________7(<、>、=),溶液的碱性越强,则其 pH 值越________。

10. 通常用________表示弱酸的电离常数,用________表示弱碱的电离常数。

11. 共轭酸碱对是指在组成上仅相差__________的酸和碱。

12. 酸碱质子理论认为:质子的传递总是从一对共轭酸碱对的酸传递到另一对共轭酸碱对的________上,酸碱反应的实质是________。

13. 根据 酸碱质子理论,缓冲对通常是________成分,共轭碱是________成分。

14. 写出下列物质的共轭酸或者共轭碱:NH_4^+ ________;HCl ________;H_2O ________或________。

15. 向 $NH_3 \cdot H_2O$ 溶液中加入固体 NH_4Cl,NH_3的解离度将__________,这种现象称为________。

16. 在 pH =5.0 的溶液中,$[H^+]$为________性。若将该溶液的 pH 值调到 10.0,$[H^+]$为________性。若将该溶液的 pH 值调到 1.0,$[H^+]$为________,该溶液呈________性。

17. 人体血液中缓冲能力最大的是碳酸缓冲系,其中抗酸成分是________,抗碱成分是________。

18. 临床上把血液的 pH 值________时,称为酸中毒;pH 值________时,称为碱中毒。临床上常用________纠正酸中毒,是因为它的水溶液显________性。常用________纠正碱中毒,是因为它的水溶液显________性。

三、计算题

1. 1 升由 0.1mol/L 的醋酸和 0.01mol/L 的醋酸钠等体积混合的缓冲溶液,计算其 pH 值的大小。已知 HAc 的 $pK_a = 4.75$

2. 1 升由 0.1mol/L 的 $NH_3 \cdot H_2O$ 和 0.01mol/L 的 NH_4Cl 等体积混合的缓冲溶液,计算向其中加入 20mg NaOH 后 pH 值的大小。已知 $NH_3 \cdot H_2O$ 的 $pK_b = 4.76$

3. 在氨水中加入氯化铵后电离度和溶液的 pH 值将如何改变,解释原因。

4. 分别计算 0.10mol/LHCl 和 0.10mol/LHAc 溶液的 pH 值。

5. 将 0.40mol/L 乳酸($K_a = 1.37 \times 10^{-4}$)溶液 250ml，加水稀释至 500ml，求稀释后溶液的 pH 值。

6. 在 50ml 0.10mol/L 氨水中加入 25ml 0.10mol/L HCl 溶液，该溶液是否为缓冲溶液？求其 pH 值。$pK_b = 4.76$

7. 现测得某人血浆[HCO_3] = 56.00mmol/L，[H_2CO_3] = 1.60mmol/L，试问其血液 pH 值是否正常？

第七章　氧化还原与电极电势

Ⅰ. 学习目标学习目标

①掌握电池组成式的书写，了解电极电位产生的原因，熟悉标准电极电位概念，掌握用标准电极电位判断氧化还原反应的方向。

②掌握离子——电子法配平氧化还原反应式。

③掌握电极电位的 Nernst 方程、影响因素及有关计算。

④熟悉氧化值和氧化还原反应的意义，熟练计算元素氧化值。

⑤掌握通过标准电动势计算氧化还原反应平衡常数的方法。

Ⅱ. 重点、难点

1. 重点

①用标准电极电位判断氧化还原反应的方向。

②电极电位的 Nernst 方程、影响因素及有关计算。

2. 难点

电极电位的 Nernst 方程及有关计算。

Ⅲ. 总结

第一节　氧化还原反应

一、两类实质不同的氧化还原反应

1. 有离子参加的氧化还原反应

$Zn + Cu^{2+} = Cu + Zn^{2+}$(电子得失)

2. 没有离子参加的氧化还原反应

$Cl_2 + H_2 = 2HCl$(电子偏移)

二、氧化值(氧化数 oxidationnumber)

1970 年,IUPAC(国际纯粹和应用化学协会)规定了氧化数这个概念。

1. 氧化值

某元素一个原子的荷电数,这种荷电数由假设把每个键中的电子指定给电负性较大的原子而求得。

2. 求算元素氧化值的规则

①单质中,元素的氧化值皆为 0。

②化合物中所有元素的氧化值代数和为零。

③离子中,元素的氧化值代数和等于离子的电荷数,如 $S_2O_3{}^{2-}$。

④化合物中,氢的氧化值一般为 +1(金属氢化物如 NaH 例外为 -1)。

⑤化合物中,氧的氧化值一般为 -2。

过氧化物(如 H_2O_2)中为 -1,超氧化物(如 KO_2)中为 -1/2,氟氧化物(如 OF_2)中为 +2。

注意:氧化值可为整数,也可为分数。

三、氧化剂和还原剂

(一)氧化剂和还原剂

在氧化还原反应中,凡能得到电子、化合价(或氧化数)降低的物质,称氧化剂。凡能失去电子、化合价(或氧化数)升高的物质,称还原剂。

氧化剂:得电子,氧化值降低,发生还原反应。

还原剂:失电子,氧化值升高,发生氧化反应。

(二)常见的氧化剂和还原剂

1. 常见的氧化剂

氧化剂一般是指具有较高氧化数的原元素的化合物或者某些单质,反应中获得电子是氧化数降低的物质。

常见的氧化剂:

①活泼的非金属单质。如卤素、氧气。

②高价态的金属离子。如 Fe^{3+}、Cu^{2+} 等等。

③具有较高氧化数的元素的含氧化合物。如 $KMnO_4$、$KClO_3$。

2. 常见的还原剂

还原剂一般是指具有较低氧化数的原元素的化合物或者某些单质,反应中获失去电子是氧化数升高的物质。

常见的还原剂:

①活泼的金属单质及某些非金属单质。如 Na、K。

②氧化数较低的金属离子。如 Fe^{2+}。

③具有较低氧化数的元素的化合物或阴离子。如 S^{2-}。

四、氧化还原反应的类型

①两种不同物质之间发生的氧化还原反应。

②分子内的氧化还原反应:分子内部的氧化还原反应;歧化反应。

③多种元素的氧化还原反应:

氧化还原反应与氧化还原电对。

元素原子因有电子得失或偏移而使氧化值发生变化的反应——氧化还原反应。

半反应由同一元素原子的不同氧化值组成,其中氧化值高的为氧化态,氧化值低的为还原态。

半反应的通式为:氧化态 + ne→还原态 Ox + ne→Red

氧化还原电对通常写成:氧化态/还原态 Ox/Red

①写出离子方程式;

②找出氧化还原电对,写出半反应;

③配平半反应两边的原子数和电荷数。

五、氧化还原反应方程式的配平

两种配平方法:氧化值法和离子 - 电子法。

1. 离子 - 电子法配平步骤

①写出离子反应式;

②根据氧化还原电对,写出半反应;

③根据质量守恒与电荷守恒配平半反应;

④得失电子数相等(找出最小公倍数)——合并半反应,将配平的离子方程式写为分子方程式。

2. 氧化值法

自学。

第二节 原电池和电极电位

一、原电池

1. 定义

利用氧化还原反应将化学能转变成电能的装置。

2. 组成

负极;正极;导线,电解质溶液;盐桥。

3. 书写方法

负极在左正极在右，电极导体放两头，缺少导体用铂碳，纯的固、液、气体把极板亲，

非标态莫忘把浓度压力标，同异相之间将逗号要，盐桥来将两极联，反应物种除水以外都写到。

二、电极电位的产生

将金属放入其盐溶液中时有两种倾向存在：溶解与沉积。

金属越活泼（易失 e），溶液越稀，溶解倾向越大；反之沉积倾向越大。

当溶解与沉积过程达到动态平衡时，在金属与溶液间形成了双电层，产生的电位差——电极电位（φ）。

影响 φ 的因素：

① 本性；

②离子浓度；

③温度；

④酸度。

三、电池电动势

电池正负极之间的平衡电位差—— E

$E = \varphi^{+} - \varphi^{-}$

四、标准电极电位（φ^{θ}）

1. 规定

标准态（与热力学同）：

离子浓度：1mol · L^{-1}；气体分压：100kPa；温度（通常 298.15K）。

2. 标准氢电极（SHE）（standard hydrogen electrode）

（IUPAC 选定）规定：298.15K 时，$\varphi^{\theta}_{H^+/H_2} = 0.00$ v

Pt, H_2（100 kPa）| H +（1.0mol · L^{-1}）

3. 标准（φ^{θ}）

原电池（－）SHE ‖ 待测电极（＋）

根据电流方向确定正负极

注意：

①φ^{θ} 反映的是物质得失电子的能力，具有强度性质，因此与物质的数量无关。

②φ^{θ} 是平衡电位，不随电极反应的书写方向改变。

③φ^{θ} 的意义：其高低表示电对中氧化态能力的强弱或还原态能力的强弱。

④φ^{θ} 越大，Ox 氧化能力越强，即得电子能力越强，是强氧化剂，Red 还原能力越弱。

⑤φ^{θ} 越小，Red 还原能力越强，越易失去电子，是强还原剂，Ox 氧化能力越弱。

五、标准电极电位的应用

1. 判断氧化剂和还原剂的强弱

φ^{θ} 值越大,氧化能力越强,是强氧化剂;φ^{θ} 值越小,还原能力越强,是强还原剂。

2. 判断氧化还原反应进行的方向

原电池　$E^{\theta}=\varphi^{\theta}_{+}-\varphi^{\theta}_{-}$

$E^{\theta}>0$　正向自发进行

$E^{\theta}<0$　逆向自发进行

$E^{\theta}=0$　处于平衡态

第三节　电极电位的 Nernst 方程式及影响电极电位的因素

一、Nernst 方程

$Ox+ne^{-}=Red\varphi^{\theta}$

$\varphi=\varphi^{\theta}+RT/nF(\ln[Ox]/[Red])$

式中:n — 半反应中转移的电子数

φ— 非标态电极电位

φ^{θ}— 标准电极电位

T — 绝对温度 R

F— 常数

$F=96485\ C\cdot mol^{-1}$

注意:[Ox]/[Red]的写法与平衡常数的写法类似。

影响电极电位 φ 的因素:

①φ^{θ} - 电极的本性;

②酸度;

③温度 T;

④浓度。

二、电极溶液中各物质浓度对电极电位的影响

①酸度:只影响半反应式中有 H^{+} 或 OH^{-} 出现或组成中有含氧物质的电对的电极电位。

②生成沉淀对 φ 的影响。

③生成难解离物质对 φ 的影响。

④E^{θ} 与 K^{θ}(标准平衡常数)的关系:

298.15K 时:

$$\lg K^{\theta}=\frac{nE^{\theta}}{0.05916}=\frac{n(\varphi_{+}^{\theta}-\varphi_{-}^{\theta})}{0.05916}$$

说明：

n —电池反应(即氧化还原反应)中的转移电子数；

E^{θ}— 标态下,对应氧化还原反应的原电池的标准电池电动势；

K^{θ}—对应氧化还原反应的标准平衡常数。

第七章　氧化还原与电极电势习题

一、选择题

1. 在下列电极反应中,溶液的 pH 值降低,其氧化态的氧化性增大的是(　　)。

A. $Br_2 + 2e = 2Br^-$

B. $Cl_2 + 2e = 2Cl^-$

C. $MnO_4{}^- + 8H^+ + 5e = Mn^{2+} + 4H_2O$

D. $Fe^{3+} + e = Fe^{2+}$

2. 今有电池 Pt,$H_2(g)$ $|H^+||Cu^{2+}|Cu$,要增加电池电动势的办法是(　　)。

A. 负极加大$[H^+]$

B. 正极加大$[Cu^{2+}]$

C. 负极降低 H_2的分压

D. 正极加入氨水正极降低$[Cu^{2+}]$,负极加大$[H^+]$

3. 今有电池 Zn $|ZnSO_4(c_1)||ZnSO_4(c_2)|$Zn,$c_2>c_1$,下面说法正确的是(　　)。

A. 此电池电动势等于零

B. 若用导线连接两极 Zn 板外电路电流方向由 c_1流向 c_2

C. 外电路中电流方向由 c_2流向 c_1

D. 外电路中无电流通过

4. 已知 298.15K 时标准状态下的反应 $2Ag^+ + Cu = Cu^{2+} + 2Ag$,$\psi^{\theta}_{(Ag^+/Ag)}=+0.7996$ V,$\psi^{\theta}_{(Cu^{2+}/Cu)}=+0.3419$ V,此反应的 lg$K$ 为(　　)。

A. lg$K$ = 42.50　　B. lg$K$ = 21.25　　C. lg$K$ = 10.63　　D. lg$K$ = 15.47

5. 实验室中常用加热二氧化锰与盐酸的混合物来制备氯气,其反应为 $MnO_2(s) + 4HCl$(浓) = $MnCl_2 + Cl_2(g) + 2H_2O$,反应之所以能够向右进行,是因为(　　)。

A. $\psi^{\theta}_{(MnO_2/Mn^{2+})}>\psi^{\theta}_{(Cl_2/Cl^-)}$

B. 高的 Cl^-浓度提高了还原剂的还原性,高的 H^+浓度提高了氧化剂的氧化性

C. 高的 Cl^-浓度提高了氧化剂的氧化性

D. 高的 H^+浓度提高了还原剂的还原性

6. 根据下列标准电极电势,指出标准态时不可共存于同一溶液的是(　　)。

$Sn^{2+}+2e=Sn, \psi^{\theta}=-0.1375V$ $Br_2+2e=2Br^-, \psi^{\theta}=1.0873V$

$Fe^{3+}+e=Fe^{2+}, \psi^{\theta}=+0.771V$ $2Hg^{2+}+2e=Hg_2{}^{2+}, \psi^{\theta}=+0.920V$

A. Br^- 和 Hg^{2+}　　B. Br^- 和 Fe^{2+}　　C. Hg^{2+} 和 Fe^{3+}　　D. Sn 和 Fe^{3+}

7. 根据公式 $\lg K=nE^{\theta}/0.05916$，可以看出溶液中氧化还原反应的平衡常数 K（　　）。

A. 与温度无关　　B. 与浓度无关

C. 与反应本性无关　　D. 与反应方程式的书写方式无关

二、填空题

1. 原电池 Pt, $H_2(g)$ | H^+ || Cu^{2+} | Cu 中，当 H_2 分压增大，则电动势________，若 H^+ 浓度增大，电动势________，若 Cu^{2+} 浓度增大，则它氧化 H_2 的能力________，若增大 Cu 极板的面积，则电动势________。

2. 在 298.15K 有电池 Zn | $Zn^{2+}(c_1)$ || $Ag^+(c_2)$ | Ag，电池反应为________，若 c_1 增大 10 倍，电动势 E 将比原来________V，若 c_2 增大 10 倍，则 E 将比原来________V。

3. 用 $Na_2C_2O_4$ 作一级标准物质标定 $KMnO_4$ 溶液，其离子反应为________，标定时要添加________以维持溶液酸度，不能用 HCl，因其________，也不能用硝酸，因其________。

4. 298.15K 时，有电池 Zn | $Zn^{2+}(1mol\cdot L^{-1})$ || $H^+(x mol\cdot L^{-1})$ | $H_2(101.3kPa)$, Pt，电动势为 0.462V，而 $\psi^{\theta}_{(Zn^{2+}/Zn)}$ 为 −0.7618V，则氢电极溶液的 pH 为________。

三、计算题

1. 用离子电子法配平下列反应式：

(1) $PbO_2+Cl^- \longrightarrow Pb^{2+}+Cl_2$　　（酸性介质）

(2) $Br_2 \longrightarrow BrO_3^-+Br^-$　　（酸性介质）

(3) $HgS+2NO_3^-+Cl^- \longrightarrow HgCl+2NO_2$　　（碱性介质）

(4) $CrO_4^{2-}+HSnO_2^- \longrightarrow HSnO_3^-+CrO_2^-$　　（碱性介质）

(5) $CuS+CN^-+OH^- \longrightarrow Cu(CN)_4^{3-}+NCO^-+S$　　（碱性介质）

2. 现有下列物质：$KMnO_4$, $K_2Cr_2O_7$, $CuCl_2$, $FeCl_2$, I_2, Br_2, Cl_2, F_2 在一定条件下它们都能作为氧化剂，试根据电极电势表，把这些物质按氧化本领的大小排列成顺序，并写出它们在酸性介质中的还原产物。

3. 已知电对 $Ag^++e^- \rightleftharpoons Ag, \varphi^{\theta}=+0.799V$，$Ag_2C_2O_4$ 的溶度积为：3.5×10^{-11}。求算电对 $Ag_2C_2O_4+2e^- \rightleftharpoons 2Ag+C_2O_4^{2-}$ 的标准电极电势。

4. 今有一种含有 Cl^-, Br^-, I^- 三种离子的混合溶液，欲使 I^- 氧化为 I_2，而又不使 Br^-, Cl^- 氧化。在常用的氧化剂 $Fe_2(SO_4)_3$ 和 $KMnO_4$ 中，选择哪一种能符合上述要求。

5. 已知电对 $H_3AsO_3+H_2O \rightleftharpoons H_3AsO_4+2H^++2e^-, \varphi^{\theta}=+0.559V$；电对 $3I^-=I_3^-+2e^-, \varphi^{\theta}=0.535V$。算出下列反应的平衡常数：

$H_3AsO_3+I_3^-+H_2O=H_3AsO_4+3I^-+2H^+$

如果溶液的 pH = 7,反应朝什么方向进行?

如果溶液的 $[H^+] = 6mol \cdot dm^{-3}$,反应朝什么方向进行?

6. 利用氧化还原电势表,判断下列反应能否发生歧化反应。

(1) $2Cu \rightleftharpoons Cu + Cu^{2+}$

(2) $Hg_2^{2+} \rightleftharpoons Hg + Hg^{2+}$

(3) $2OH^- + I_2 \rightleftharpoons IO^- + I^- + H_2O$

(4) $H_2O + I_2 \rightleftharpoons HIO + I^- + H^+$

7. 含有铜和镍的酸性水溶液,其浓度分别为 $[Cu^{2+}] = 0.015mol \cdot dm^{-3}$,$[Ni^{2+}] = 0.23 mol \cdot dm^{-3}$,$[H^+] = 0.72mol \cdot dm^{-3}$,最先放电析出的是哪种物质,最难析出的是哪种物质?

8. 对于 298K 时 Sn^{2+} 和 Pb^{2+} 与其粉末金属平衡的溶液,在低离子强度的溶液中 $[Sn^{2+}]/[Pb^{2+}] = 2.98$,已知 $\varphi^{\theta}_{Pb^{2+}/Pb} = -0.126V$,$\varphi^{\theta}_{Sn^{2+}/Sn}$。

9. 在 298K 时反应 $Fe^{3+} + Ag \rightleftharpoons Fe^{2+} + Ag^+$ 的平衡常数为 0.531。已知 $\varphi^{\theta}_{Fe^{3+}/Fe^{2+}} = +0.770V$,计算 $\varphi^{\theta}_{Ag^+/Ag}$。

第八章　配位化合物

Ⅰ. 学习目标

①掌握配合物的命名原则,学会由名称写出化学式。

②掌握配位平衡的基本计算。

③熟悉酸碱反应、沉淀反应和氧化还原反应对配位平衡的影响。

Ⅱ. 重点、难点

①重点:配合物的组成和命名。

②难点:配位平衡的移动和稳定常数的计算。

Ⅲ. 总结

第一节　配合物与配位平衡

一、配合物的基本概念

(一)配合物的定义

配离子(complexion):阳离子(或原子)与一定数目的阴离子或中性分子以配位键结合成的不易离解的复杂离子。

配阳离子：带正电荷的离子，如 $[Cu(NH_3)_4]^{2+}$。

配阴离子：带负电荷的离子，如 $[Fe(CN)_6]^{3-}$。

配位分子：有些配离子的组成形式本身不带电荷，如 $[Ni(CO)_4]$、$[Pt(NH_3)_2Cl_2]$。

含有配离子的化合物或配位分子统称为配合物。

习惯上，配离子也称配合物。在书写时，常把配离子用方括号括起来。

（二）配合物的组成

大多数配合物是由配离子和带有相反电荷的离子组成的。

1. 内层和外层

由中心原子（离子）和配体组成——配合物的内层。写在方括号之内。

与配离子带相反电荷的离子——配合物的外层。

配位分子没有外层。

2. 中心原子

中心原子的价电子层有空轨道。

离子—— Cu^{2+}、Ni^{2+}、Zn^{2+}。

原子—— Ni。

3. 配位体和配位原子

配位体可是中性分子和负离子。

中性分子—— NH_3、CO、H_2O。

负离子—— CN^-、Cl^-、$EDTA^{2-}$。

配位体中某些原子含有孤对电子。

中心原子与配位体之间以配位键相结合。

配位原子：配位体中提供孤对电子的原子。如：NH_3、H_2O、CN^-。

常见的配位原子为：X 和 O、S、N、C 共 8 种元素的原子。

单齿配体和多齿配体：

①单齿配体：含有一个配位原子的配体。

②多齿配体：含有两个或两个以上配位原子的配体。

4. 配位数

直接与中心原子以配位键结合的配位原子的总数。

单齿配体：配位数 = 配位体个数，$[Cu(NH_3)_4]^{2+}$

多齿配体：配位数 ≠ 配位体个数，$[Cu(en)_2]^{2+}$

5. 配离子的电荷

等于中心原子的氧化数和配体总电荷数的代数和。

（三）配合物的命名

1. 内、外层的命名：阴离子在前，阳离子在后

某化某：$[Cu(NH_3)_4]Cl_2$、$[Ag(NH_3)_2]OH$

某酸某：$[Cu(NH_3)_4]SO_4$、$K_3[Fe(CN)_6]$

某酸：$H_2[PtCl_6]$

例如：$[Cu(NH_3)_4]^{2+}$，四氨合铜（Ⅱ）配离子

2. 多种不同配体的命名顺序

不同配体用“·”分开，先无机、后有机，先负离子、后中性分子。若同为分子或离子则按配位原子的元素符号的英文字母顺序。

二、配合物的分类

（一）简单配合物

1. 定义

简单配合物是由单齿配体，大多数是简单的无机分子或离子与形成体结合而形成的配合物。

2. 分类

单纯配体配合物（$K_4[Fe(CN)_6]$）和混合配体配合物（$[Pt(NH_3)_2Cl_2]$）。

（二）螯合物

1. 定义

由于形成体与多齿配体形成的具有环状结构的配合物称为螯合物（chelaye compound）也称内配合物。

2. 形成螯合物的条件

①作为螯合物的形成体必须有能够成建的空轨道，能接受配位原子提供的孤对电子。

②螯合剂必须含有两个或两个以上能够给出孤电子对的原子，以便于形成体配合成环状结构。

③每两个能给出电子对的原子应该在他们之间 2 个或 3 个其他原子隔开，以便形成稳定的 5 元环或 6 元环。

三、配位平衡

（一）配位平衡常数

在 $CuSO_4$溶液中加入过量氨水，生成深蓝色的$[Cu(NH_3)_4]^{2+}$离子，同时极少部分发生解离。当配位反应与解离反应达到平衡时配合物的稳定常数 K_S 又称为形成常数，是衡量配合物在水溶液中稳定性的量度。

对于配体个数相同的配离子，K_S 值越大，配离子就越稳定。

（二）配位平衡的移动

1. 溶液 pH 值的影响

（1）酸效应

因溶液酸度增大而导致配离子解离的作用称为酸效应。酸效应使配离子的稳定性下降配体的碱性，酸效应配离子的 K_S 值。

(2)水解效应

酸效应另一方面,由于中心原子大多是过渡金属的离子,在水中易发生水解;因金属离子与溶液中的 OH^- 结合而导致配离子解离的作用称为水解效应。水解效应也使配离子的稳定性下降。

2. 沉淀平衡的影响

一些难溶盐往往因形成配合物而溶解。利用稳定常数可计算难溶物质在有配位剂时的溶解度以及全部转化为配位剂的量。

第八章　配位化合物习题

一、选择题

1. 下列化合物中属于配合物的是(　　)。

A. $Na_2S_2O_3$　　B. H_2O_2

C. $[Ag(NH_3)_2]Cl$　　D. $KAl(SO_4)_2 \cdot 12H_2O$

2. 已知巯基(-SH)与某些重金属离子形成强配位键;预计下列各物中哪一个是重金属离子的最好的螯合剂(　　)。

A. $CH_3—SH$　　B. $H—SH$

C. $CH_3—CH_2—CH_2—SH$　　D. $HS—CH_2—CH(SH)—CH_2—OH$

3. 若使 AgCl 溶于水,可以加入(　　)。

A. H_2O　　B. $AgNO_3$　　C. NaCl　　D. NH_3

4. 实验式 $CoCl_3 \cdot 4NH_3$ 的某化合物,用过量的 $AgNO_3$ 处理时,1mol $CoCl_3 \cdot 4NH_3$ 可产生 1mol AgCl;用一般方法测不出溶液中的 NH_3,此化合物的分子式应为(　　)。

A. $Co(NH_3)_4Cl_3$　　B. $[Co(NH_3)_4]Cl_3$

C. $[Co(NH_3)_4Cl_2]Cl$　　D. $[Co(NH_3)_4Cl3]NH_3$

5. 在配合物 $K[Co(en)(C_2O_4)_2]$ 中,中心离子的电荷数及配位数分别是(　　)。

A. +3 和 3　　B. +1 和 3　　C. +1 和 4　　D. +3 和 6

6. $[Co(NH_3)_5(H_2O)]Cl_3$ 的正确命名是(　　)。

A. 三氯、五氨、水合钴(Ⅲ)　　B. 三氯化五氨、水合钴(Ⅲ)

C. 三氯化五氨、一水合钴(Ⅲ)　　D. 三氯化一水、五氨合钴(Ⅲ)

7. 氨水溶液不能装在铜制容器中,其原因是(　　)。

A. 发生置换反应

B. 发生分解反应

C. 发生还原反应

D. 发生配位反应,生成 $[Cu(NH_3)_4]^{2+}$

8. 对于电对 Cu^{2+}/Cu,加入配位剂使 Cu^{2+} 形成配合物后,对其电极电势产生的影响是

(　　)。

A. 增大　　B. 减小　　C. 不变　　D. 不一定

9. 配合物 $K_3[Fe(CN)_6]$ 的俗称是(　　)。

A. 黄血盐　　B. 赤血盐　　C. 铁氰化钾　　D. 普鲁士蓝

10. 已知 AgI 的 $K_{SP}=a$，$[Ag(CN)_2]^-$ 的 $K_S=b$，则下列反应的平衡常数 K 为 $AgI(s)+2CN^- \rightleftharpoons [Ag(CN)_2]^- + I^-$(　　)。

A. ab　　B. a + b　　C. a - b　　D. a/b

二、填空题

1. 金属离子(或原子)与一定数目的中性分子或阴离子以________结合成的________的复杂离子称为________。

2. 配合物 $[Co(NH_3)_4(H_2O)_2]Cl_3$ 命名为________；其内界是__________；外界是________；中心离子是________；配体分别是________和________和________；中心离子的配位数为________。

3. 单齿配体是指________的配体，如________、________；多齿配体是指________的配体，如________、________。

4. 形成配键的必要条件是中心离子必须有________，配位原子必须有________。

5. 配位平衡常数称为________，它表示了配离子在水溶液中的________。

6. 酸效应是指增大溶液中的________，使配位平衡向着________移动的作用。

7. 溶液的 pH 值越低，酸效应________，而水解效应________。

三、计算题

1. 将 0.1mol/L$AgNO_3$ 溶液与 6.0mol/LNH_3 水溶液等体积混合，平衡后 Ag^+ 和 NH_3 的浓度分别为多少？

2. 在 0.1mol/L$[Ag(NH_3)_2]^+$ 离子溶液中加入固体 NaCl 使 NaCl 浓度达到 0.0010mol/L 时，有无 AgCl 沉淀生成？

3. 欲使 0.1mol/lAgCl 溶于 1L 氨水中，所需要氨水的最低浓度为多少？已知：AgCl 的 $Ksp=1.77\times10^{-10}$，$K_{稳}=1.1\times10^{7}$

第二部分　有机化学学习指导与习题

第一章　有机化学概述

Ⅰ.学习目标

①掌握有机化合物、有机化学的概念以及有机化合物性质的特点。

②熟悉有机结构理论和有机化合物分类。

③了解有机反应类型以及有机化学与药学的关系。

Ⅱ.重点、难点

①重点:有机化合物的结构,共价键理论,有机化合物的分类。

②难点:有机反应类型,有机反应机理,同分异构体。

Ⅲ.总结

1.有机化合物

含碳的化合物。

有机化合物:定义为碳氢化合物及其衍生物。

有机化学:研究有机化合物的组成、结构、性质及其制法的一门学科。

2.有机化合物的特点

①易燃烧。

②不耐热。

③不导电。

④难溶于水。

⑤有机化学反应速度慢。

⑥有机化学反应比较复杂。

⑦普遍存在同分异构现象。同分异构现象是造成有机化合物数目繁多的主要原因之一。所谓同分异构现象是指具有相同分子式,但结构不同,从而性质各异的现象。

3. 有机化合物的结构

碳原子的结构：在有机化合物中，碳原子表现为四价。碳原子之间能够相互结合成链状或环状结构。而且碳原子之间或与其他原子结合时，都是通过共用电子对而结合成共价键。由一对共用电子形成的键称为单键。由两对或三对共用电子所形成的键分别叫做双键或三键。双键和三键也叫做重键，它们是有机化合物中最常见的共价键。例如：碳氢（C—H）、碳碳（C—C）单键，碳碳（C＝C）、碳氧（C＝O）双键及碳碳（C≡C）三键。

4. 有机化学反应的类型

（1）按反应历程分类

①均裂和自由基反应；

②异裂和离子型反应。

（2）按反应方式分类

①取代反应：有机化合物分子中的某些原子或原子团，被其他的原子或原子团所替代的反应称为取代反应。如甲烷的卤代反应。

②加成反应：有机化合物分子中的双键或三键上的 π 键断裂而加入其他原子或原子团的反应，称为加成反应。如乙烯与氯化氢的反应。

③消除反应：有机化合物分子中消去一个小分子（如 H_2O、HX 等）而生成含不饱和键化合物的反应称为消除反应。如乙醇的分子内脱水反应。

④聚合反应：由低分子结合成高分子（或较大分子）的反应称为聚合反应。例如乙烯在一定条件下聚合成聚乙烯的反应。

⑤分子重排反应：一个化合物通过原子或原子团的移动而转变为它的异构体的反应称为分子重排反应。

⑥氧化还原反应：在有机化学中，氧化反应一般是指有机物得氧或脱氢的反应，还原反应是指有机物加氢或失氧的反应。如：醇变成羧酸是氧化反应，醛加氢形成醇是还原反应。

5. 有机化合物的分类

一种是按碳骨架不同分类，一种是按官能团分类。

①有机化合物 { 开链化合物；闭链化合物 }

②根据官能团不同分类：

部分有机化合物及其官能团

官能团名称	官能团结构	化合物类型
碳碳双键	$>C=C<$	烯烃
碳碳三键	—C≡C—	炔烃
羟基	—OH	醇、酚
醛基	$-\overset{O}{\overset{\|}{C}}-H$	醛

续表

官能团名称	官能团结构	化合物类型
羧基	$-\overset{\overset{O}{\|}}{C}-OH$	羧酸
硝基	$-NO_2$	硝基化合物
醚键	$-\overset{\|}{\underset{\|}{C}}-O-\overset{\|}{\underset{\|}{C}}-$	醚
卤素	$-X$	卤代烃

习题一　绪论

一、名词解释

1. 有机化合物　2. 有机化学　3. 共价键　4. 同分异构现象

二、简答题

1. 简述有机化合物特性。
2. 简述有机化合物结构特点。

三、指出下列化合物所含的官能团的名称和所属类别

(1) $CH_3CH_2NO_2$　　(2) CH_3CH_2OH

(3) CH_3CH_2Cl　　(4) $CH_3CH_2NH_2$

(5) $CH_3C\equiv N$　　(6) CH_3OCH_3

第二章　烃

Ⅰ. 学习目标

①掌握烷烃、烯烃、炔烃的定义、命名及化学性质。

②熟悉烷烃、烯烃、炔烃的结构及同分异构。

③了解烷烃、烯烃、炔烃的物理性质以及重要的烷烃、烯烃、炔烃。

④掌握脂环烃和芳香烃命名及化学性质。

⑤熟悉苯及苯的同系物的结构及重要的稠环芳烃。

⑥了解脂环烃和芳香烃的物理性质。

Ⅱ. 重点、难点

①重点:烷烃、烯烃、炔烃的命名和化学性质;苯的化学性质;苯及苯的同系物的化学鉴别方法。

②难点:烷烃、烯烃、炔烃的结构和同分异构体,苯及苯的同系物的化学性质。

Ⅲ. 总结

第一节　烷烃

一、定义、通式和同系列

1. 定义

由碳和氢两种元素组成的饱和烃称为烷烃。

2. 通式

C_nH_{2n+2}。

3. 同系列

相邻的两种烷烃分子结构相似,而在组成上相差一个或几个 CH_2 的一系列化合物称为同系列。

二、烷烃的命名

1. 普通命名法

①含有 10 个或 10 个以下碳原子的直链烷烃,用天干顺序甲、乙、丙、丁、戊、己、庚、辛、壬、癸 10 个字分别表示碳原子的数目,后面加烷字。

②含有 10 个以上碳原子的直链烷烃,用小写中文数字表示碳原子的数目。

③对于含有支链的烷烃,则必须在某烷前面加上一个汉字来区别。在链端第二位碳原子上连有 1 个甲基时,称为异某烷,在链端第二位碳原子上连有两个甲基时,称为新某烷。

2. 系统命名法

(1)选主链

选择支链较多的最长的一条为主链。根据主链所含碳原子的数目定为某烷,再将支链作为取代基。

(2)编号

距支链较近的一端开始,给主链上的碳原子编号。主链的编号顺序应使支链位次尽可能低。

(3)定取代基

将支链的位次及名称加在主链名称之前。若主链上连有多个相同的支链时，用小写中文数字表示支链的个数，再在前面用阿拉伯数字表示各个支链的位次，每个位次之间用逗号隔开，最后一个阿拉伯数字与汉字之间用半字线隔开。若主链上连有不同的几个支链时，则按由小到大的顺序将每个支链的位次和名称加在主链名称之前。

三、化学性质

1. 氧化反应

烷烃很容易燃烧，燃烧时发出光并放出大量的热，生成 CO_2 和 H_2O。

$$CH_4 + 2O_2 \xrightarrow{点燃} CO_2 + 2H_2O + 热量$$

2. 裂化

烷烃在隔绝空气的条件下加强热，分子中的碳碳键或碳氢键发生断裂，生成较小的分子，这种反应叫做热裂。

3. 取代反应

卤代反应是烷烃分子中的氢原子被卤素原子取代。如：

$$CH_4 + Cl_2 \xrightarrow{hr} CH_3Cl + HCl$$

$$CH_3Cl + Cl_2 \xrightarrow{hr} CH_2Cl_2 + HCl$$

$$CH_2Cl_2 + Cl_2 \xrightarrow{hr} CHCl_3 + HCl$$

$$CHCl_3 + Cl_2 \xrightarrow{hr} CCl_4 + HCl$$

卤素反应的活性次序为：$F_2 > Cl_2 > Br_2 > I_2$。

第二节　烯烃

一、定义、通式和同分异构体

1. 定义

分子中含有碳碳双键的不饱和烃。

2. 通式

C_nH_{2n}。

3. 同分异构体

(1) 碳链异构体

$CH_2 = CHCH_2CH_3$　　　$CH_3 = C—CH$
　　　　　　　　　　　　　　　　|
　　　　　　　　　　　　　　　CH_3

(2) 位置异构体

$CH_2 = CHCH_2CH_3$　　　$CH_3CH = CHCH_3$

二、烯烃的命名

①选择含有双键的最长碳链为主链,命名为某烯。

②从靠近双键的一端开始,给主链上的碳原子编号。

③以双键原子中编号较小的数字表示双键的位号,写在烯的名称前面,再在前面写出取代基的名称和所连主链碳原子的位次。

④顺反异构体的命名:

定义:由于碳碳双键(或碳环)不能旋转而导致的分子中原子或基团在空间的排列形式不同而引起的异构现象。

构型:化合物在空间的排列方式。

通式:

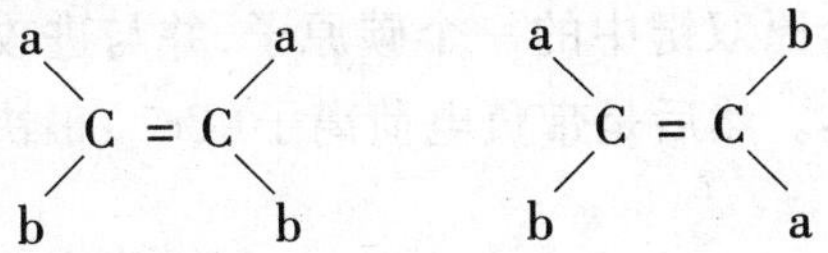

三、化学性质

(一)加成反应

1. 催化加氢

$$CH_2=CH_2+H_2\xrightarrow{Ni}CH_3CH_3$$

2. 加卤素

$$CH_2=CH_2+Br_2\xrightarrow{CCl_4}CH_2BrCH_2Br$$

将乙烯通入溴的四氯化碳溶液中,溴的颜色褪去,常用这个反应来检验烯烃。

3. 加卤化氢

$$CH_2=CH_2+HI\longrightarrow CH_3CH_2I$$

4. 加硫酸(加水)

烯烃间接水合法。

$$CH_3CH=CH_2+H_2SO_4\longrightarrow CH_3CH(OSO_3H)CH_3\xrightarrow[\triangle]{}CH_3CH(OH)CH_3+H_2SO_4$$

5. 加次卤酸

$$CH_2=CH_2+HOCl\longrightarrow CH_2(OH)CH_2Cl$$

(二)氧化反应

被高锰酸钾氧化。

$$CH_2=CH_2+KMnO_4+H_2O\xrightarrow{碱性}CH_2(OH)CH_2(OH)+MnO_2+KOH$$

(三)聚合反应

在一定的条件下,烯烃分子中的 π 键断裂,发生同类分子间的加成反应,生成高分子化合物（聚合物），这种类型的聚合反应称为加成聚合反应，简称加聚反应。

$nCH_2 = CH_2 \longrightarrow CH_2CH_{2n}$

（四）α－H 的活性反应

例如，丙烯与氯气混合，在常温下是发生加成反应，生成1，2－二氯丙烷。而在500℃的高温下，主要是烯丙碳上的氢被取代，生成3－氯丙烯。

$CH_3CH = CH_2 + Cl_2 \xrightarrow{常温} CH_3CHClCH_2Cl$

$CH_3CH = CH_2 + Cl_2 \xrightarrow{500℃} CH_2ClCH = CH_2$

（五）烯烃加成反应的反应机理

1. 亲电加成反应机理

亲电加成反应的机理分两步进行：首先是亲电试剂（如HBr）中带正电荷的粒子（H^+）进攻富裕电子的双键，π键发生异裂，一对电子转移给原双键中的一个碳原子，并与进攻的粒子（H^+）以共价键相结合，进而形成碳正离子中间体。然后是带负电荷离子（Br^-）很快与碳正离子结合，形成加成产物。

2. 马尔科夫尼可夫规则

当不对称烯烃与不对称试剂加成时，氢原子主要加到含氢较多的双键碳原子上，这一规律称为马尔科夫尼可夫规则，简称马氏规则。

第三节　炔烃

一、定义、通式和同分异构体

1. 定义

分子中含有碳碳三键的不饱和烃。

2. 通式

C_nH_{2n-2}。

3. 同分异构体。

二、命名

炔烃的命名原则与烯烃相同，即选择包含三键的最长碳链作主链，碳原子的编号从距三键最近的一端开始。若分子中既含双键又含三键时，则需注意。如：

$CH_3CH_2 = CHCHC \equiv CH$（3位C上连 CH_3）　3－甲基－4－己烯－1－炔

$CH_2 = CHC \equiv CH$　1－丁烯－3－炔

三、化学性质

(一)加成反应

1. 催化加氢

第一步加一个氢分子,生成烯烃;第二步再与一个氢分子加成,生成烷烃。

$$HC\equiv CH + H_2 \xrightarrow{催化剂} CH_2=CH_2 \xrightarrow[H_2]{催化剂} CH_3CH_3$$

2. 加卤素

先加一分子氯或溴,生成二卤代烯,在过量的氯或溴的存在下,再进一步与一分子卤素加成,生成四卤代烷。

$$HC\equiv CH + Br_2 \longrightarrow CHBr=CHBr \xrightarrow{Br_2} CHBr_2CHBr_2$$

3. 加卤化氢

不对称炔烃加卤化氢时,服从马氏规则。例如:

$$CH_3C\equiv CH + HI \longrightarrow CH_3CI=CH_2 \xrightarrow{HI} CH_3CI_2CH_3$$

在光或过氧化物的作用下,炔烃与溴化氢的加成反应,得到反马氏规则的加成产物。

4. 加水

$$HC\equiv CH + H_2O \xrightarrow[H_2SO_4]{HgSO_4} CH_3CHO$$

其他的炔烃水化得到酮。如:

$$CH_3CH_2C\equiv CH + H_2O \xrightarrow[H_2SO_4]{HgSO_4} CH_3CH_2COCH_3$$

5. 加醇

在碱性条件下,乙炔与乙醇发生加成反应,生成乙烯基乙醚。

$$HC\equiv CH + CH_3CH_2OH \xrightarrow{碱} CH_2=CHOCH_2CH_3$$

(二)氧化反应

炔烃被高锰酸钾氧化时,生成羧酸或二氧化碳。如:

$$RC\equiv CH + KMnO_4 \xrightarrow{酸性} RCOOH + CO_2$$

$$RC\equiv CR + KMnO_4 \xrightarrow{酸性} RCOOH + RCOOH$$

(三)聚合反应

在不同的催化剂作用下,乙炔可以分别聚合成链状或环状化合物。与烯烃的聚合不同的是,炔烃一般不聚合成高分子化合物。例如,将乙炔通入氯化亚铜和氯化铵的强酸溶液时,可发生二聚或三聚作用。

$$HC\equiv CH + HC\equiv CH \xrightarrow{Cu_2Cl_2} CH_2=CHC\equiv CH + HC\equiv CH \xrightarrow{Cu_2Cl_2}$$

$$CH_2=CHC\equiv CCH=CH_2$$ 乙烯基乙炔

二乙烯基乙炔

在高温下，三个乙炔分子聚合成一个苯分子。

$3HC \equiv CH \xrightarrow{300℃} C_6H_6$

（四）炔化物的生成

$HC \equiv CH + Ag(NH_3)_2NO_3 \longrightarrow + AgC \equiv CAg_+ NH_4NO_3 + NH_3$

$HC \equiv CH + Cu(NH_3)_2Cl \longrightarrow + CuC \equiv CCu_+ NH_4Cl + NH_3$

上述反应很灵敏，现象也很明显，常用来鉴别分子中的末端炔烃。

利用此反应，也可鉴别末端炔烃和三键在其他位号的炔烃。

$RC \equiv CH + Ag(NH_3)_2NO_3 \longrightarrow RC \equiv CAg$

$RC \equiv CR + Ag(NH_3)_2NO_3 \longrightarrow$不反应

第四节　二烯烃

1. 定义

分子中含有两个或两个以上碳碳双键的不饱和烃称为多烯烃。

2. 二烯烃的通式

C_nH_{2n-2}。

3. 二烯烃的分类

根据二烯烃中两个双键的相对位置的不同，可将二烯烃分为以下三类：

①累积二烯烃，如：丙二烯 $CH_2 = C = CH_2$。

②隔离二烯烃如，1,4-戊二烯 $CH_2 = CH - CH_2 - CH = CH_2$。

③共轭二烯烃，两个双键被一个单键隔开，即分子骨架为 $C = C - C = C$ 的二烯烃为共轭二烯烃。例如，1,3-丁二烯 $CH_2 = CH - CH = CH_2$。

4. 命名

二烯烃的系统命名和烯烃相似，命名时，将双键的数目用汉字表示，位次用阿拉伯数字表示。

5. 1,3-丁二烯的性质

①稳定性。物质的稳定性取决于分子内能的高低，分子的内能越低越稳定。

②亲电加成。与烯烃相似，1,3-丁二烯能与卤素、卤化氢和氢气发生加成反应。但由于其结构的特殊性，加成产物通常有两种。例如，1,3-丁二烯与溴化氢的加成反应：

$CH_2 = CHCH = CH_2 + HBr \longrightarrow CH_3CHBrCH = CH_2$　3-溴-1-丁烯

$CH_2 = CHCH = CH_2 + HBr \longrightarrow CH_3CH = CHCH_2Br$　1-溴-2-丁烯

可发生1,2-加成，也可发生1,4-加成。

③双烯合成。共轭二烯烃与某些具有碳碳双键的不饱和化合物发生1,4-加成反应生成环状化合物的反应称为双烯合成，也叫狄尔斯-阿尔德(Diels-Alder)反应。

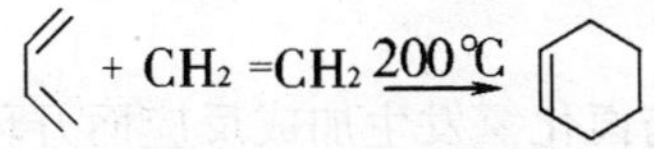

④聚合反应。

第五节 环烃

一、定义

将链状烷烃两端的碳原子各用一价相互结合，形成环状的烷烃。

二、分类

环烃又可分为脂环烃和芳香烃。

三、命名

环烷烃的命名与烷烃相似，根据成环碳原子数称为“某”烷，并在某烷前面冠以“环”字，叫环某烷。

环上带有支链时，一般以环为母体，支链为取代基进行命名。

四、化学性质

1. 卤代反应

在高温或紫外线作用下，脂环烃上的氢原子可以被卤素取代而生成卤代脂环烃。如：

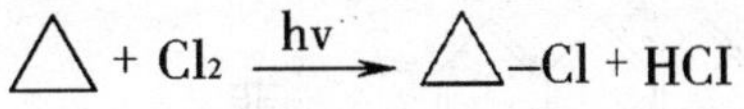

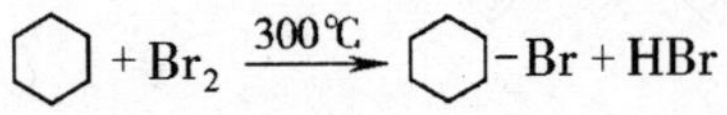

2. 氧化反应

在室温下它不与高锰酸钾水溶液反应，因此这可作为环烷烃与烯烃、炔烃的鉴别反应，环烯烃的化学性质与烯烃相同，很容易被丌环加成。

3. 加成反应

(1)加氢

在催化剂作用下，环烷烃加一分子氢生成烷烃。

$\triangle + H_2 \xrightarrow[Ni]{80℃} CH_3CH_2CH_3$

环烷烃加氢反应的活性不同，其活性为：环丙烷 > 环丁烷 > 环戊烷。

(2)加卤素

在常温下可与卤素发生加成反应。

$\triangle + Br_2 \xrightarrow{室温} CH_2BrCH_2CH_2Br$

(3)加卤化氢

环丙烷及其衍生物很容易与卤化氢发生加成反应而开环。

$$\triangle - CH_3 + HBr \xrightarrow{\text{室温}} CH_3CHBrCH_2CH_3$$

第六节　芳香烃

一、定义

指苯及苯的同系物，跟苯的结构特征相似的化合物。

二、分类

芳烃可分为苯系芳烃和非苯系芳烃两大类。

苯系芳烃根据苯环的多少和连接方式不同可分为：

1. 单环芳烃

分子中只含有一个苯环的芳烃。

2. 多环芳烃

分子中含有两个或两个以上独立苯环的芳烃。例如：

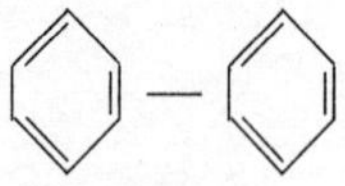

联苯

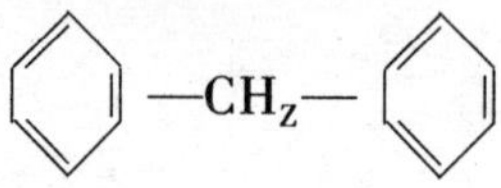

二苯基甲烷

3. 稠环芳烃

分子中含有两个或两个以上苯环，苯环之间通过共用相邻两个碳原子的芳烃。例如：

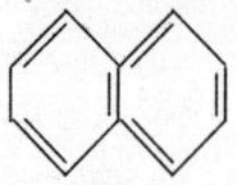

萘

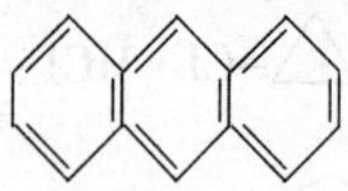

菲

三、苯的结构

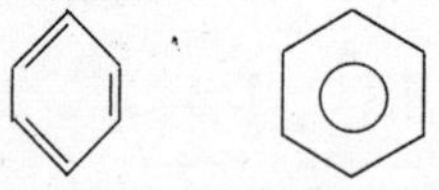

四、苯的命名及同分异构体

①苯及其同系物的通式为 C_nH_{2n-6}。

②烷基苯的命名以苯作为母体，烷基作取代基，根据烷基的名称叫“某苯”。例如：

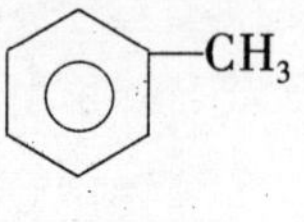

甲苯

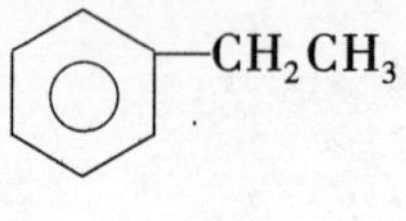

乙苯

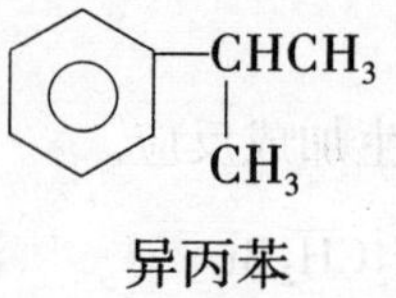

异丙苯

当苯环上连有多个不同的烷基时，烷基名称的排列应从简单到复杂，环上编号从简单取代基开始，沿其他取代基位次尽可能小的方向编号。例如：

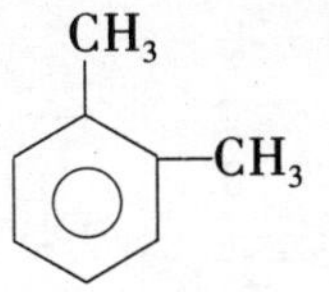

1,2－二甲苯

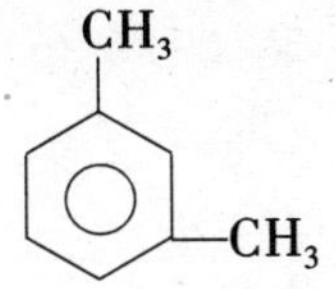

1,3－二甲苯

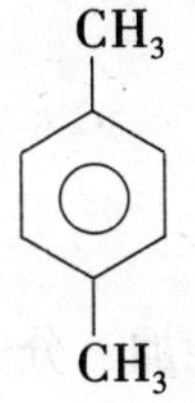

1,4－二甲苯

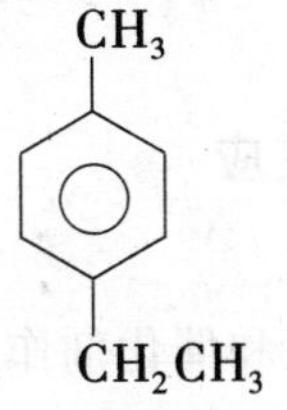

1－甲基－4－乙基苯

③芳烃分子中去掉一个氢，剩余部分叫芳香烃基（－Ar），常见的有：

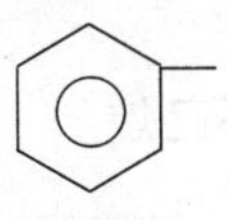

苯基

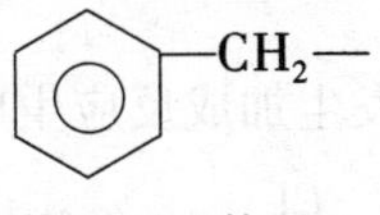

苯甲基（苄基）

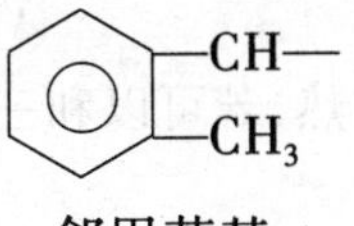

邻甲苄基

五、化学性质

（一）取代反应

1. 卤代

苯的卤代反应是在路易斯酸（$FeCl_3$、$AlCl_3$、$FeBr_3$等）催化下进行的。

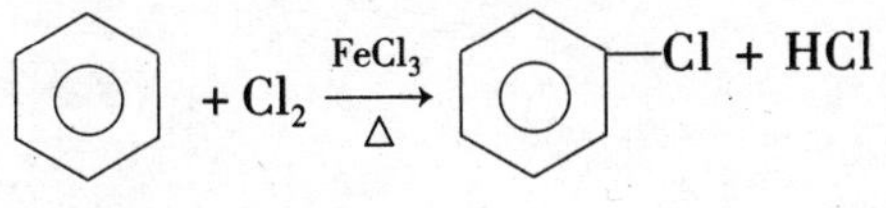

2. 硝化反应

苯的硝化反应常用浓硫酸和浓硝酸（称为混酸）为硝化试剂，在一定温度下进行。

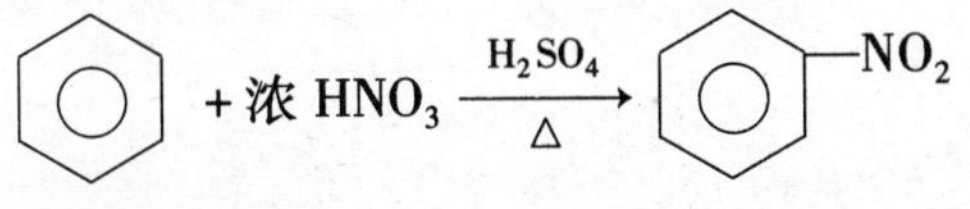

3. 磺化反应

苯的磺化反应常用浓硫酸或发烟硫酸作为磺化试剂，磺化反应为可逆反应。

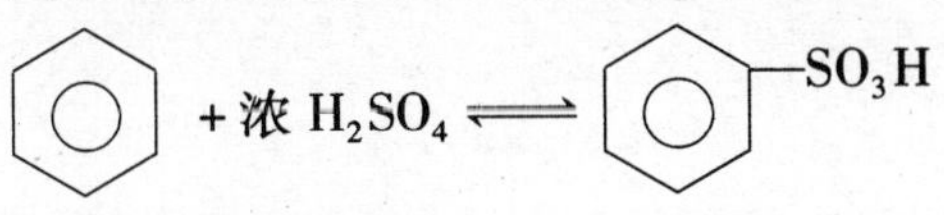

4. 傅－克反应

（1）傅－克烷基化反应

在无水三氯化铝催化下，苯与卤代烷反应，可以在苯环上引入一烷基。

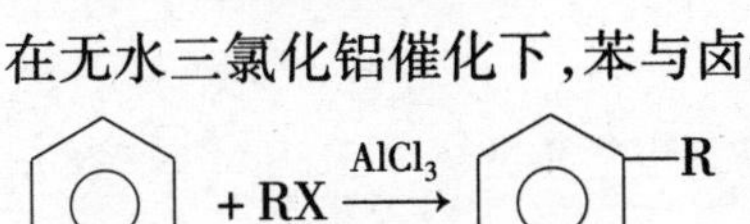

（2）傅－克酰基化反应

在无水三氯化铝催化下，苯和酰氯反应，可以在苯环上引入酰苯。

5. 苯环侧链上的取代反应

甲苯在光照情况下与氯的反应,不是发生在苯环上而是发生侧链上。

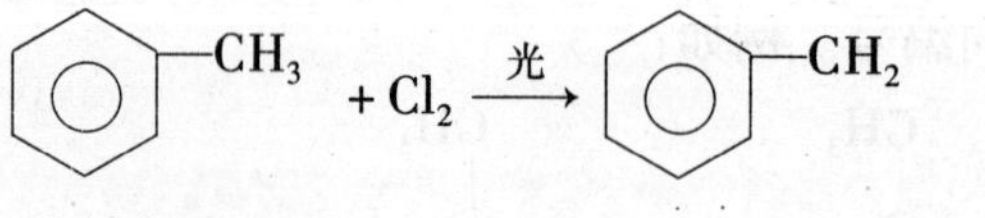

(二)加成反应

1. 加氢

在加热、加压和催化剂作用下,苯能加三分子氢生成环己烷。

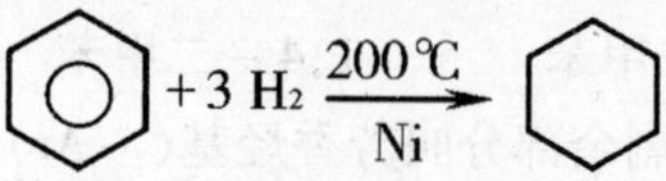

2. 加氯

在紫外线照射下,经过加热,苯可以和三分子氯发生加成反应生成六氯环己烷。

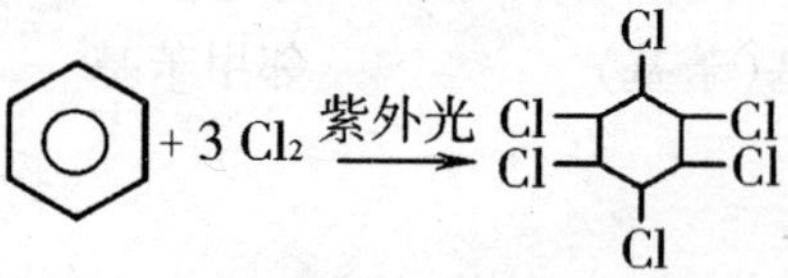

(三)氧化反应

苯环的侧链氧化:在强氧化剂(如高锰酸钾和浓硫酸、重铬酸钾和浓硫酸)作用下,苯环上含 $\alpha-H$ 的侧链能被氧化,不论侧链有多长,氧化产物均为苯甲酸。

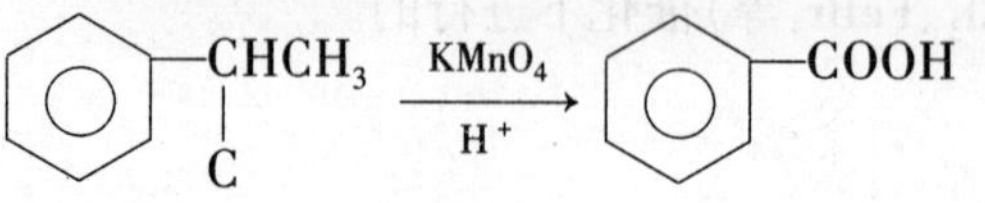

六、稠环芳烃

1. 萘

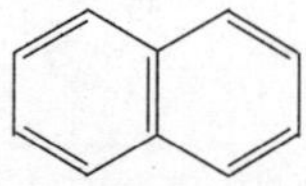

2. 蒽和菲

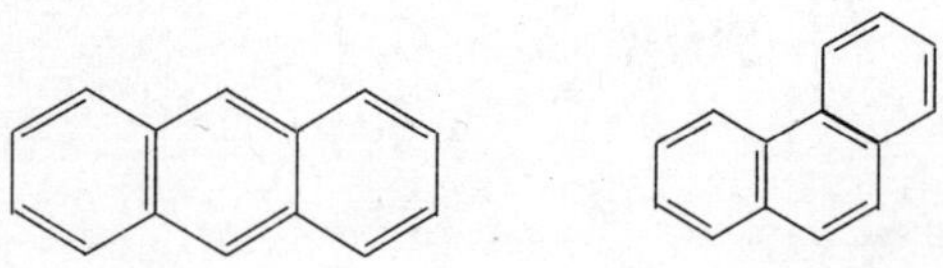

习题二　烃

一、名词解释

1. 同系物　　2. 取代反应　　3. 加成反应

二、填空题

1. 烷烃的分子通式为_______;烯烃的分子通式为_______;炔烃的分子通式为_______。

2. 苯和苯的同系物的分子通式为________。

3. 分子中含有________的链烃称为烯烃；分子中含有________的链烃称为炔烃；最简单的烯烃是________；最简单的炔烃是________。

三、选择题

1. 不能使酸性高锰酸钾溶液褪色的是(　　)。

A. 乙烯　　B. 乙炔　　C. 苯　　D. 甲苯

2. 下列化合物中同时含有伯、仲、叔、季碳原子的是(　　)。

A. 正丁烷　　B. 异丁烷　　C. 新戊烷　　D. 2,2,4－三甲基戊烷

3. 既能用酸性高锰酸钾溶液鉴别，又能用溴的四氯化碳溶液鉴别的一组物质是(　　)。

A. 苯与甲苯　　B. 己烷与苯　　C. 乙烯与乙炔　　D. 乙烯与乙烷

4. 关于苯的下列说法中不正确的是(　　)。

A. 苯不能发生取代反应和加成反应

B. 苯环中 6 个碳碳键键长完全相同

C. 苯环中碳碳键的键能介于 C—C 和 C＝C 之间

D. 组成苯的 12 个原子在同一平面上

5. 下列物质中，没有固定沸点的是(　　)。

A. 苯　　B. 石油　　C. 煤油　　D. 氯仿

6. 在相同条件下，下列哪种燃料产生的污染程度最低(　　)。

A. 沼气　　B. 石油　　C. 煤　　D. 木柴

7. 下列分子式表示烯烃的是(　　)。

A. C_4H_8　　B. C_6H_6　　C. C_6H_{14}　　D. C_7H_8

8. 鉴别环丙烷、丙烯与丙炔需要的试剂是(　　)。

A. $AgNO_3$的氨溶液；$KMnO_4$溶液　　B. $HgSO_4/H_2SO_4$；$KMnO_4$溶液

C. Br_2的 CCl_4溶液；$KMnO_4$溶液　　D. $AgNO_3$的氨溶液

9. 下列不属于有机化合物的为(　　)。

A. 乙烷　　B. 碳酸　　C. 乙烯　　D. 乙醇

四、命名下列化合物或写出结构式

1. 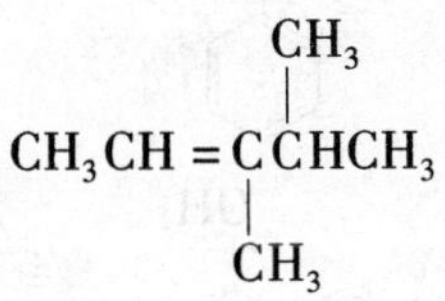

2. 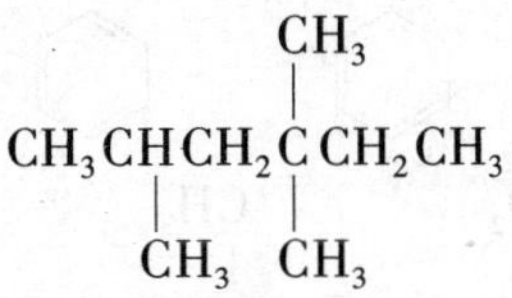

3. $CH_3CH_2CH_2C\equiv CCHCH_2CH_3$
$\qquad\qquad\qquad\qquad\quad | $
$\qquad\qquad\qquad\qquad CH_3$

4. 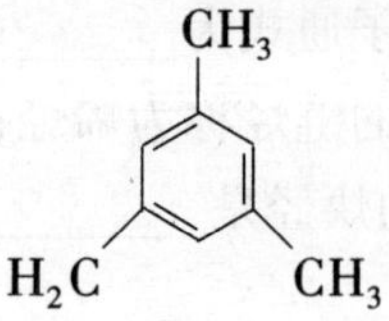

5. 2－甲基－3 乙基戊烷
6. 环已烷
7. 甲苯
8. 对二甲苯
9. 4－甲基－2－已烯
10. 硝基苯

五、完成反应式

1. $CH_3CH_2C\equiv CH \xrightarrow{Cu(NH_3)_2^+}$
2. 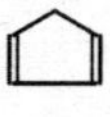 $+ CH_2=CH-CN \longrightarrow$
3. 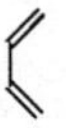 $+$ 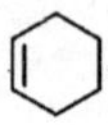 $\longrightarrow$
4. 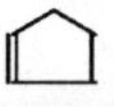 $+ HBr \longrightarrow$
5. $CH_3CH=CH_2 + Br_2 \longrightarrow$
6. $CH_3CH_2CH=CH_2 + HI \longrightarrow$
7. 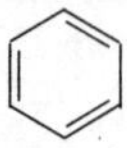 $+ Br_2 \xrightarrow[55-6℃]{Fe}$
8. $HC\equiv CH + 2H_2 \longrightarrow$

六、用化学方法鉴别下列各组化合物

1. 1－丁炔和2－丁炔
2. 苯和甲苯
3. 乙烷、乙烯、乙炔

七、用箭头标出下列化合物进行亲电取代反应时，取代基进入苯环的主要位置

(1) 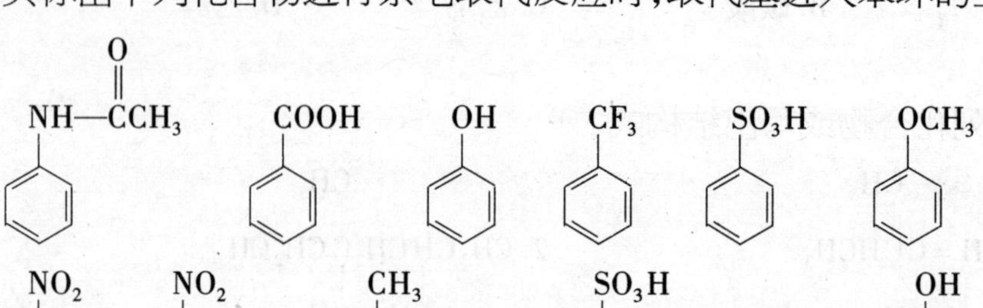

(2) 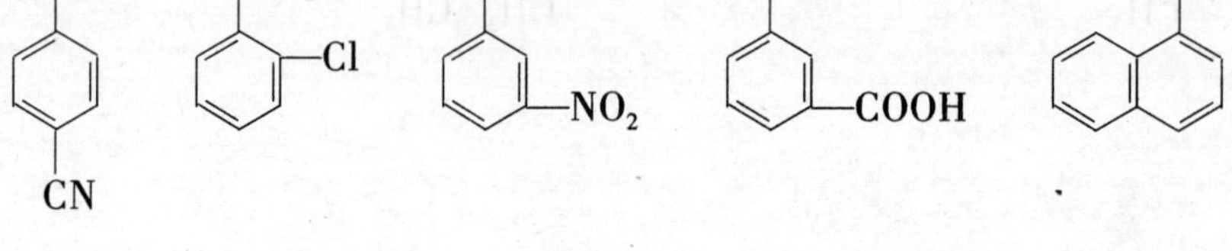

※推结构某烃分子式为C_9H_{12}，可使酸性$KMnO_4$溶液褪色，但不能使Br_2水褪色。适当条件下与H_2加成可生成1,3,5－三甲基环己烷。写出该烃的结构简式。

第三章　卤代烃

Ⅰ.学习目标

①掌握氯代烃分类、命名及化学性质。

②熟悉溴代烃和碘代烃分类、命名及化学性质。

③了解氯代烃、溴代烃和碘代烃物理性质。

Ⅱ.重点、难点

①重点：氯代烃化学性质，重要的氯代烃。

②难点：氯代烃结构特点。

Ⅲ.总结

卤代烃

一、定义

烃分子中一个氢或几个氢被卤素取代所生成的化合物叫卤代烃。

二、通式

RX。

三、分类

氯代烃、溴代烃和碘代烃。

根据烃基的不同，分为脂肪族卤代烃和芳香族卤代烃。

按卤素直接连接的碳原子不同，分为伯卤代烃、仲卤代烃和叔卤代烃。

四、命名

1. 习惯命名法

简单卤代烃，可根据卤素所连烃基名称来命名，称卤某烃。也可以在烃基之后加上卤原子的名称来命名，称某烃基卤。

2. 系统命名法

选择含有卤素的最长的碳链做主链，根据主链碳原子数称“某烷”，卤原子和其他侧链为取代基，主链编号使卤原子或取代基的位次最小。例如：

$CH_2{=}CHCH_2CH_2Cl$　　　　4－氯－1－丁烯

卤代芳烃一般以芳烃为母体来命名，如：

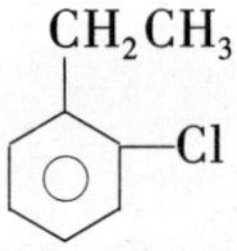

邻－氯乙苯

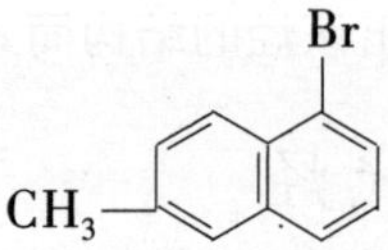

1－溴－6－甲基萘

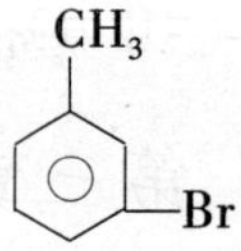

间－溴甲基苯

五、化学性质

（一）取代反应

1. 水解反应

卤代烷水解可得到醇。例如：

$RX + H_2O \rightleftharpoons ROH + HX$

2. 醇解反应

卤代烷与醇钠在加热条件下生成醚。

$RX + NaOEt \xrightarrow[\triangle]{} ROEt + NaX$

（二）消除反应

$RCH_2CH_2Br + NaOH \xrightarrow[\triangle]{乙醇} RCH = CH_2 + NaBr + H_2O$

消除反应的主要产物是生成双键碳上连接烃基最多的烯烃。这个经验规律叫扎依采夫规则。

（三）与金属反应

1. 伍尔兹反应

$RX + 2Na \longrightarrow RNa + NaX$

$RNa + RX \longrightarrow R-R + NaX$

2. 格氏试剂反应

在卤代烷的无水乙醚溶液中，加入金属镁条，反应立即发生，生成的溶液叫格氏试剂。

$RX + Mg \longrightarrow RMgX$　烷基卤化镁

$CH_3CH_2Br + Mg \longrightarrow CH_3CH_2MgBr$　乙基溴化镁

六、重要的卤代烃

三氯甲烷（$CHCl_3$）是一种麻醉剂。俗名为氯仿。

四氯化碳（CCl_4）是一种常用的灭火剂。

氯乙烯是生产聚氯乙烯的原料。

习题三　卤代烃

一、名词解释

1. 卤代烃　　2. 亲核反应　　3. 消除反应

二、填空题

1. 含有只带六电子的碳的体系称为________结构特点：________，________。

2. 卤代烷失去一分子卤化氢，生成烯烃的反应称为卤代烷的________。

3. 消除反应机理分为________和________两种类型。

4. 有机金属化合物指________的化合物。

5. 扎依采夫规则中指出，当有不同的消除取向时，形成的烯烃是氢从含氢________的碳消除。

三、选择题

1. 下列物质中，不属于烃的衍生物的是(　　)。

A. 硝基苯　　B. 一氯甲烷　　C. 氯乙烯　　D. 甲基丙烯

2. 下列烷烃中，发生氯代反应时所得一氯代物的种数最少的是(　　)。

A. 正己烷　　B. 2－甲基戊烷

C. 2,2－二甲基丙烷　　D. 3－甲基戊烷

3. 乙烷与氯气发生取代反应时得到的有机产物种数为(　　)。

A. 6 种　　B. 9 种　　C. 10 种　　D. 12 种

4. 欲除去溴乙烷中含有的乙醇，下列操作方法中正确的是(　　)。

A. 加氢氧化钠水溶液，加热煮沸　　B. 加氢氧化钠醇溶液，加热煮沸

C. 加水振荡，静置后分液　　D. 加浓 H_2SO_4，加热至 170℃

5. 为鉴定卤代烃中所含卤素原子，现有下列实验操作步骤：①加入 $AgNO_3$ 溶液；②加入少许卤代烃试样；③加热；④加入 5ml，4mol/l NaOH 溶液；⑤加入 5ml，4mol/l HNO_3 溶液。正确的顺序是(　　)。

A. ②④③①　　B. ②③①　　C. ②④③⑤①　　D. ②⑤③①

6. 下列有关氟里昂的说法中，正确的是(　　)。

A. 氟里昂是一类含氟和氯的卤代烃

B. 氟里昂化学性质稳定，有毒

C. 氟里昂大多数沸点高，难气化

D. 在平流层中，氟氯烃在紫外线照射下发生分解产生氯原子，可引发损耗臭氧的反应，使臭氧层破坏，危害地球上的生物

7. 烃的亲核取代反应中，氟、氯、溴、碘几种不同的卤素原子作为离去基团时，离去倾向最大的是(　　)。

A. 氟　　B. 氯　　C. 溴　　D. 碘

8. Grignard 试剂指的是(　　)。

A. R—Mg—X　　B. R—Li　　C. R_2CuLi　　D. R—Zn—X

四、命名下列化合物或写出结构式

1. 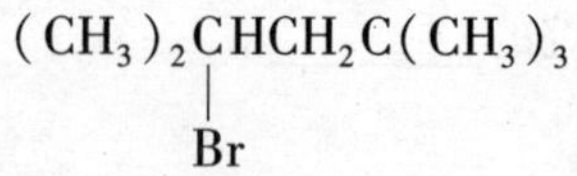

2. 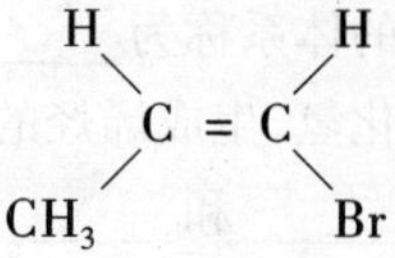

3. 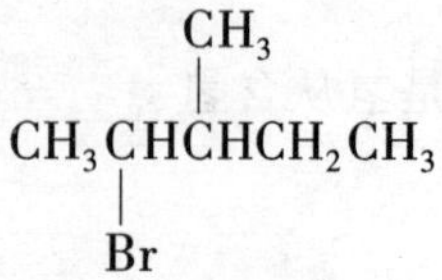

4. 1－氯－4－溴环己烷

5. 间溴硝基苯

6. 2－氯丙烷

五、完成反应式

1. 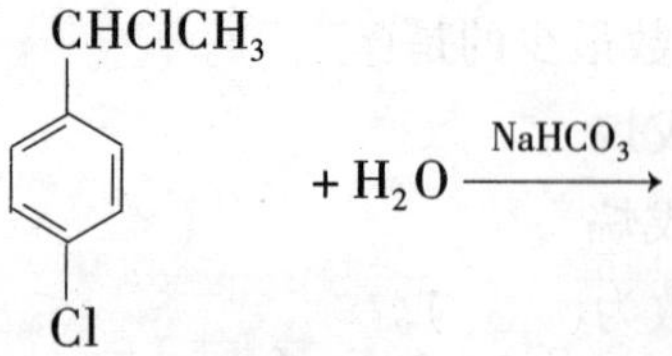

2. $OH-CH_2CH_2CH_2Cl + HBr \longrightarrow$

3. $OHCH_2CH_2Cl + KI \xrightarrow{丙酮}$

4. 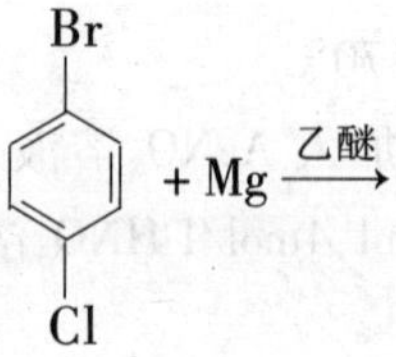

第四章　醇、酚、醚

Ⅰ.学习目标

①掌握醇和酚官能团、命名及化学性质。

②熟悉醇、酚、醚的结构及重要的醇和酚醚。

③了解醇、酚、醚的物理性质。

Ⅱ.重点、难点

①重点:醇和酚的命名,醇的化学性质,苯酚的弱酸性和显色反应;醇、酚、甘油的化学鉴别方法。

②难点:醇、酚、醚的结构特点,醇和酸的成酯反应,氧化反应和脱水反应。

Ⅲ. 总结

醇和酚都含有相同的官能团羟基(- OH),醇的羟基和脂肪烃、脂环烃或芳香烃侧链的碳原子相连。

酚的羟基直接连在芳环的碳原子,因此醇和酚的结构是不相同的,醚则可看作是醇和酚中羟基上的氢原子被烃基(—R 或—Ar)取代产物。

醇的通式为 ROH,酚的通式为 ArOH。

醚的通式为 R—O—R 或 Ar—O—Ar。

第一节 醇

一、醇的分类和命名

醇分子可以根据羟基所连的烃基不同分为脂肪醇、脂环醇和芳香醇。

根据羟基所连的碳原子的不同类型分为伯醇、仲醇和叔醇。

根据醇分子中所含的羟基数目的不同可分为一元醇和多元醇。

二、命名

1. 普通命名法

即在烃基名称后加一“醇”字。如:

CH_3CH_2OH　　　$(CH_3)_2CHOH$　　　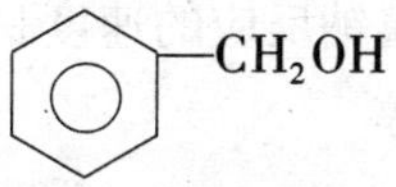

乙醇　　　异丙醇　　　苯甲醇(苄醇)

2. 系统命名法

其原则如下:

①选择连有羟基的碳原子在内的最长的碳链为主链,按主链的碳原子数称为“某醇”。

②从靠近羟基的一端将主链的碳原子依次用阿拉伯数字编号,使羟基所连的碳原子的位次尽可能小。

③命名时把取代基的位次、名称及羟基的位次写在母体名称“某醇”的前面。如:

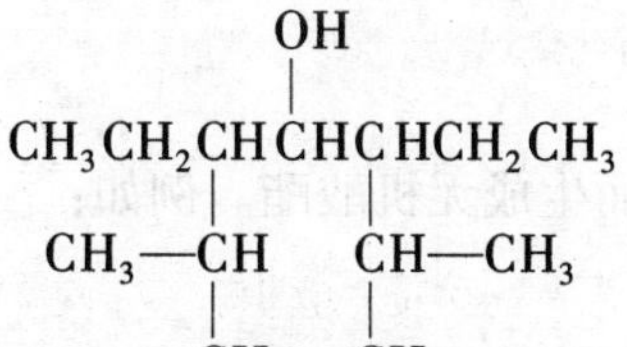

2,6 - 二甲基 - 3,5 - 二乙基 - 4 - 庚醇

④不饱和醇命名时应选择包括连有羟基和含不饱和键在内的最长的碳链做主链,从靠近羟基的一端开始编号。例如:

$CH_2=CHCH_2CH_2OH$　　3－丁烯－1－醇

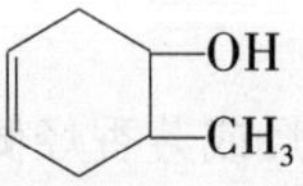

6－甲基－3－环己烯醇

⑤命名芳香醇时，可将芳基作为取代基加以命名。例如：

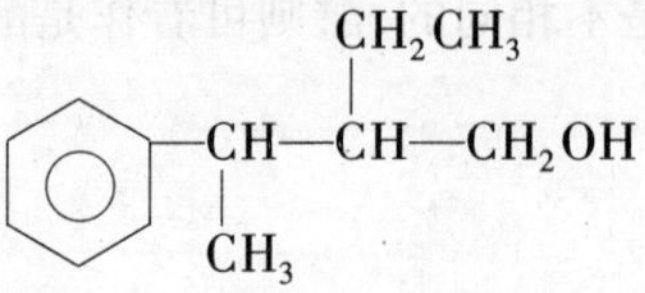

2－乙基－3－苯基－1－丁醇

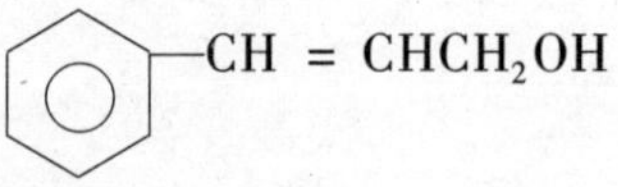

3－苯丙烯醇

⑥多元醇

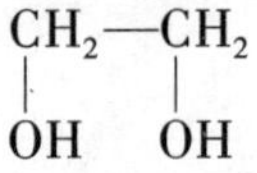

乙二醇

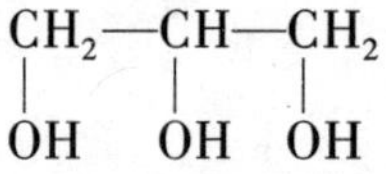

丙三醇(甘油)

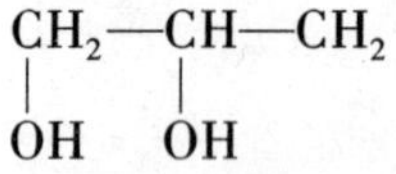

1,2－丙二醇

三、化学性质

1. 与活泼金属反应

$HOH + Na \longrightarrow NaOH + H_2$

$ROH + Na \xrightarrow{缓慢} RONa + H_2$

各种不同结构的醇与金属钠反应的速度是：

甲醇＞伯醇＞仲醇＞叔醇

2. 与氢卤酸反应

醇与氢卤酸作用生成卤代烃和水，这是制备卤代烃的重要方法。反应如下：

$ROH + HX \rightleftharpoons RX\downarrow + H_2O$

无水氯化锌和浓盐酸配成的溶液，称为卢卡氏试剂，此反应的鉴别只适用于含6个碳以下的伯、仲、叔醇异构体。

RCH_2OH ——卢卡氏试剂——→ 常温下无变化，加热后反应

R_2CHOH ——卢卡氏试剂——→ 放置片刻混浊分层

R_3COH ——卢卡氏试剂——→ 立即混浊分层

3. 与含氧无机酸反应

醇与含氧无机酸如硝酸、硫酸、磷酸等作用，脱去水分子而生成无机酸酯。例如：

$CH_3CH_2OH + HNO_3 \longrightarrow CH_3CH_2O—NO_2$硝酸乙酯

4. 脱水反应

有两种脱水方式。在高温下，可分子内脱水生成烯烃；在低温下也可分子间脱水生成醚。例如：

$CH_3CH_2OH + HOCH_2CH_3 +$ 浓 $H_2SO_4 \xrightarrow{140℃} CH_3CH_2OCH_2CH_3$

$CH_3CH_2OH +$ 浓 $H_2SO_4 \xrightarrow{170℃} CH_2{=}CH_2$

5. 氧化反应

伯醇首先被氧化成醛，醛继续被氧化生成羧酸。

$RCH_2OH \xrightarrow{[O]} RCHO \xrightarrow{[O]} RCOOH$

仲醇氧化成含相同碳原子数的酮，由于酮较稳定，不易被氧化，可用于酮的合成。

$RCHOHR \xrightarrow{[O]} RCOR$

6. 多元醇的反应

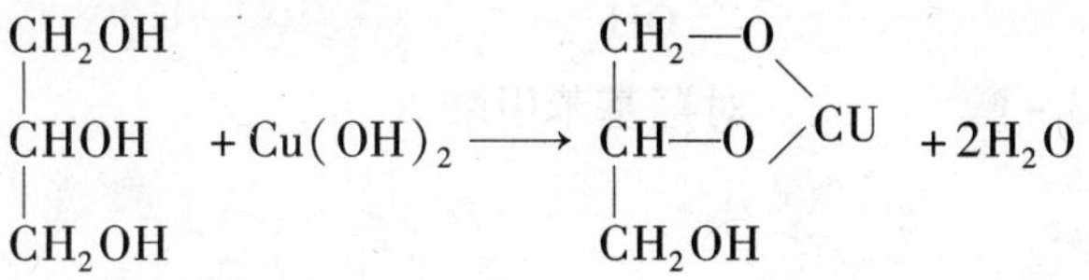

四、重要的醇

①甲醇（CH_3OH），又叫木醇，是一种无色易燃的液体，能溶于水。毒性很强，误饮能使眼睛失明，甚至致死。

②乙醇（CH_3CH_2OH），俗名酒精，其用途极广。

③丙三醇俗称甘油。

第二节　酚

一、酚的分类

酚可根据分子中所含羟基数目不同分为一元酚和多元酚。

二、命名

酚的命名是在“酚”字前面加上芳环名称，以此作为母体再冠以取代基的位次，数目和名称，例如：

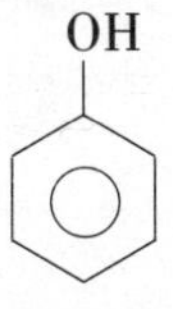

苯酚

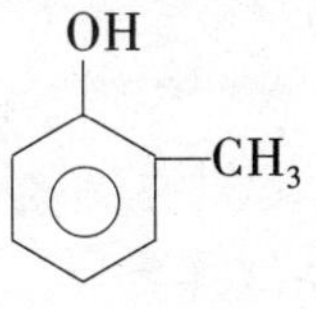

邻－甲基苯酚

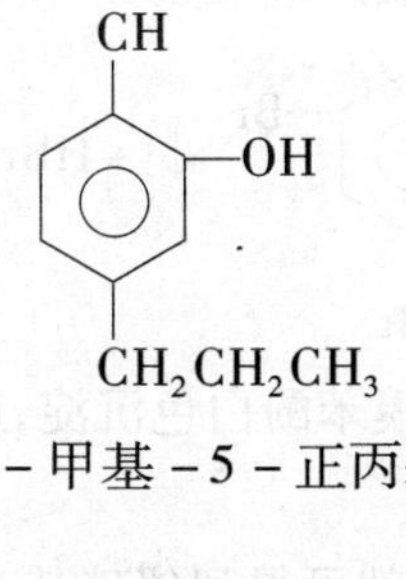

2－甲基－5－正丙基苯酚

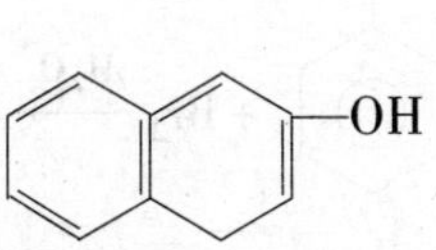

2－萘酚

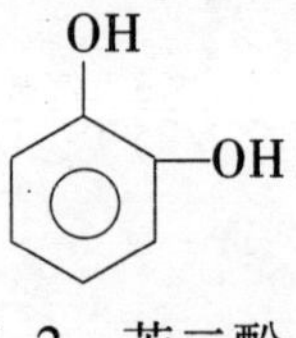
1,2－苯二酚

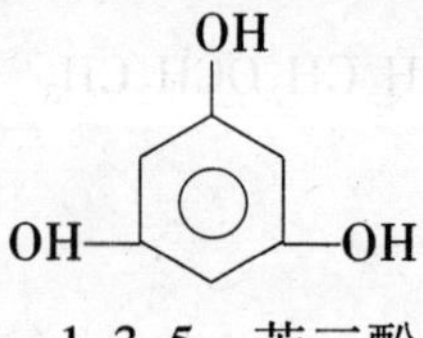
1,3,5－苯三酚

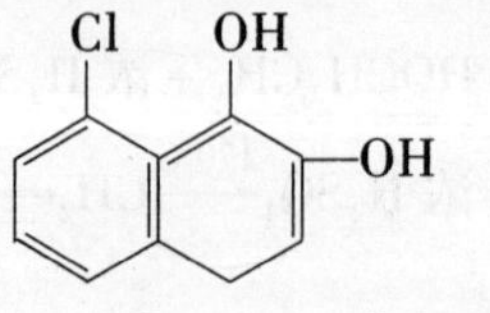
8－氯－1,2－萘二酚

对于某些结构复杂的酚,可把酚羟基作为取代基加以命名。例如：

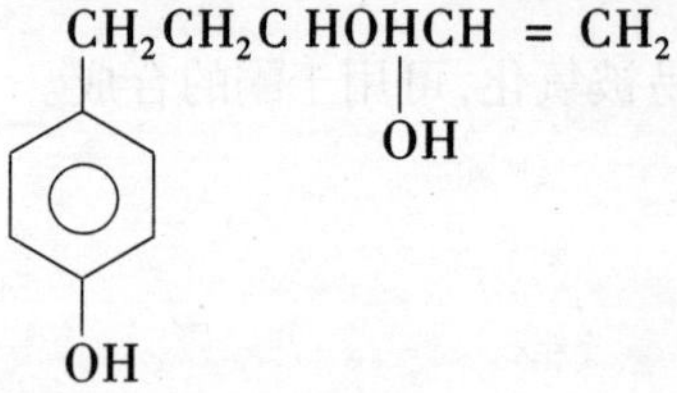
5－(4－羟基)苯基－1－戊烯－3－醇

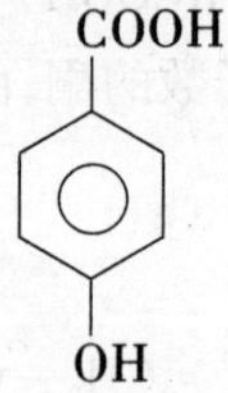
对羟基苯甲酸

三、化学性质

(一)酚羟基的反应

1. 酸性

酚具有酸性,酚和氢氧化钠的水溶液作用,生成可溶于水的酚钠。

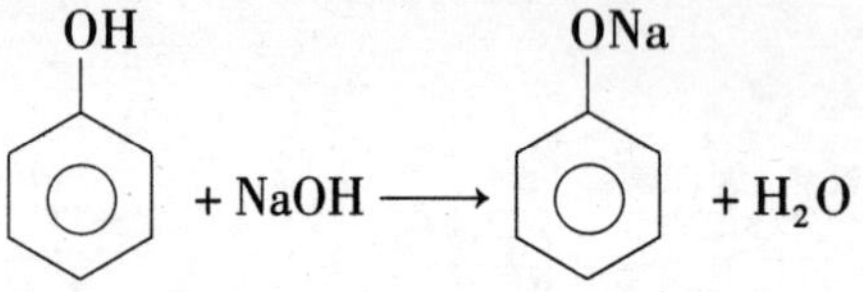

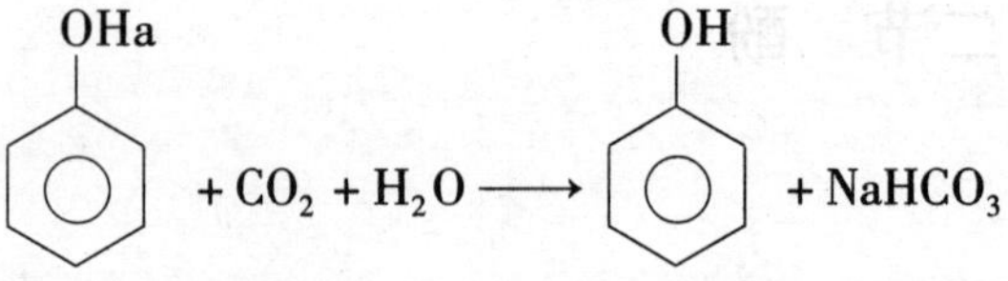

2. 与三氯化铁反应

含酚羟基的化合物大多数都能与三氯化铁作用发生显色反应。故此反应常用来鉴别酚类。

(二)芳环上的亲电取代反应

1. 卤代反应

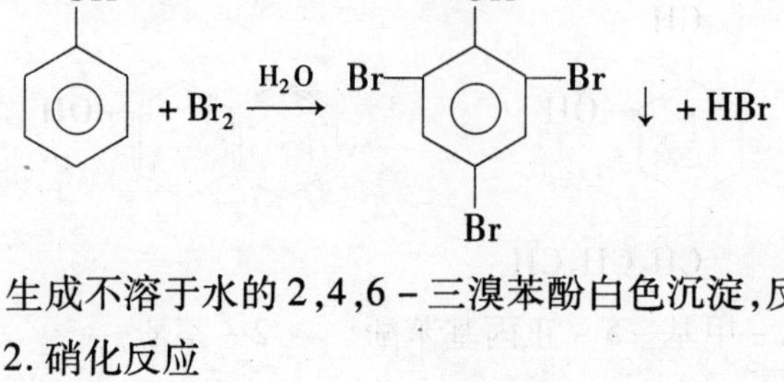

生成不溶于水的2,4,6－三溴苯酚白色沉淀,反应非常灵敏。

2. 硝化反应

苯酚在常温下用稀硝酸处理就可得到邻硝基苯酚和对硝基苯酚。

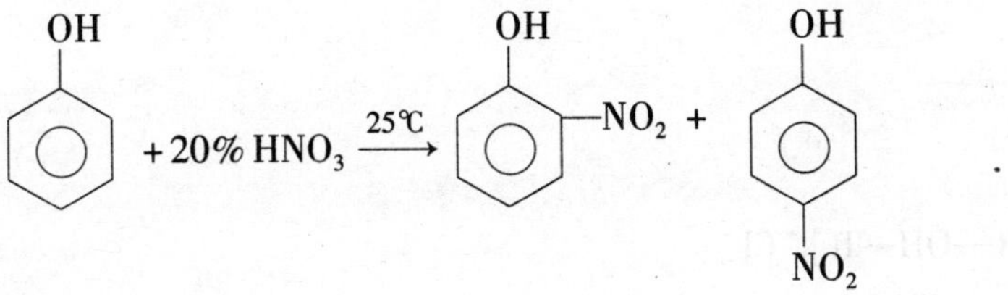

(三)氧化反应

用氧化剂如高锰酸钾等氧化,甚至较长时间与空气接触,也可被空气中的氧气氧化,使颜色加深,生成对苯醌(黄色)。

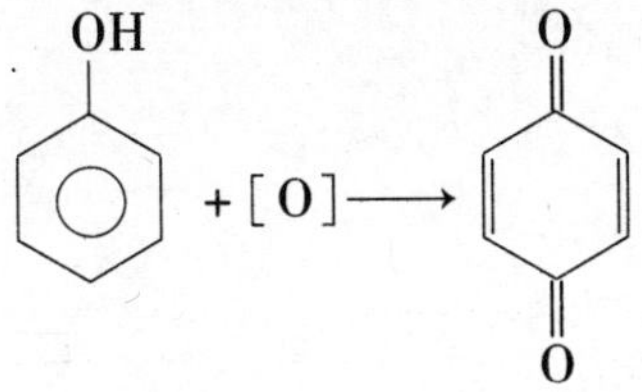

四、重要的酚

1. 苯酚

苯酚俗称碳酸,可作防腐剂和消毒剂。

2. 对苯二酚

对苯二酚是照相的显影剂。也常用作抗氧剂。

第三节 醚

一、醚的分类

醚结构中与氧相连的两个烃基相同的称为简单醚,两个烃基不同的称为混合醚。

二、命名

简单醚的命名是在烃基名称后面加“醚”字。

混合醚命名,两个烃基的名称都要写出来,较小的烃基其名称放于较大烃基名称前面,芳香烃基放在脂肪烃基前面。例如:

简单醚 $CH_3—O—CH_3$

二甲醚(甲醚)

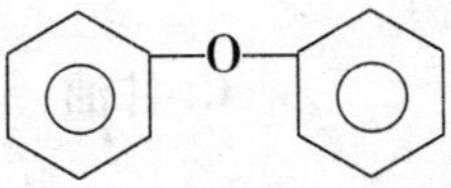

二苯醚

混合醚 $CH_3—O—CH_2CH_3$

甲乙醚

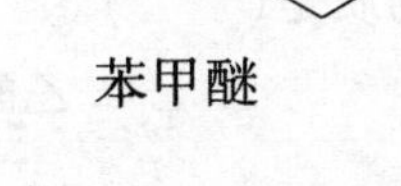

苯甲醚

三、化学性质

1. 盐的生成

$R—O—R + HCl \longrightarrow [R—OH—R]^{+}Cl^{-}$

2. 醚键的断裂

$R—O—R + HI \longrightarrow RI + ROH$

$ROH + HI \longrightarrow RI + H_2O$

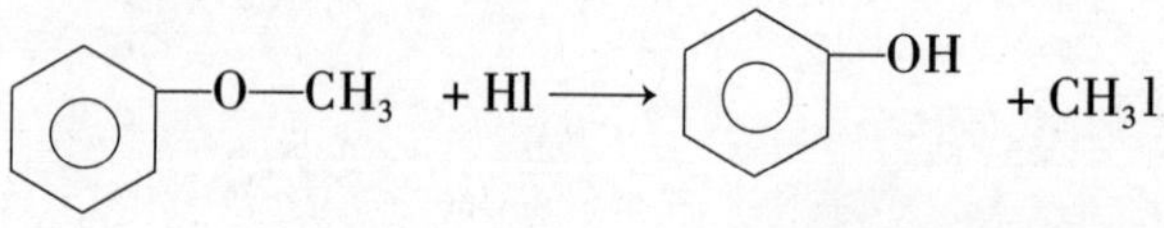

习题四 醇酚醚

一、填空题

1. 伯醇可被氧化生成________,继续被氧化生成________。

2. 乙醇俗名________,临床上使用时用水稀释成________作外用消毒剂。

3. $C_2H_5—O—C_2H_5$的名称是________,在临床上曾被用作________。

4. 六个碳以下的伯、仲、叔醇可用________鉴别。

5. 丙三醇的俗名是________。苯酚的俗名是________。

6. 苯酚与________作用产生________沉淀

7. 苯酚与________溶液可显________色。

8. 乙醇在浓硫酸的作用下加热到170℃,可发生________脱水反应,生成乙烯。

9. 仲醇和叔醇发生消除反应时应遵守________规则。

10. 用作器械消毒和环境消毒的“来苏尔”是________、________和________的肥皂水溶液。

二、单选题

1. 下列反应,属于取代反应的是(　　)。

A. 苯酚与三氯化铁显色　　B. 苯酚与溴水反应

C. 苯酚与酸性的高锰酸钾溶液反应　　D. 乙醇与浓硫酸共热生成烯的反应

2. 属于酚的是(　　)。

A. 石炭酸　　B. 蚁酸　　C. 甘油　　D. 酒精

3. 下列物质是醇的是(　　)。

A. $CH_3—O—CH_3$　　B. C_6H_5OH

C. CH_3CHO　　D. $CH_3CH_2CH_2OH$

4. 能溶解氢氧化铜沉淀的物质是(　　)。

A. 甘油　　B. 苯酚　　C. 乙醇　　D. 乙醚

5. 不能与氢氧化钠作用的物质是(　　)。

A. 乙醇　　B. 甘油　　C. 乙醚　　D. 苯酚

6. 下列有关苯酚的叙述不正确的是(　　)。

A. 苯酚又名石炭酸　　B. 苯酚易发生取代反应

C. 苯酚与三氯化铁溶液作用显紫色　　D. 苯酚的酸性比碳酸强

7. 醇分子内脱水生成烯的反应称为(　　)。

A. 消去反应　　B. 加成反应　　C. 氧化反应　　D. 聚合反应

8. 氧化后能生成酮的物质是(　　)。

A. $CH_3—CH_2OH$　　B. $CH_3—CH_2—CH_2OH$

C. $CH_3—CH(OH)—CH_3$　　D. $CH_3—OH$

9. 禁止用工业酒精兑制饮用酒,是因为工业酒精中含有会使人中毒的(　　)。

A. 乙醇　　B. 甲醇　　C. 乙二醇　　D. 丙三醇

三、命名或写结构题

1. 甲醇　　2. 乙醇

3. $C_2H_5OC_2H_5$　　4. 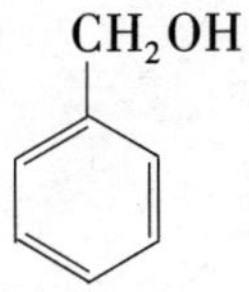

5. 甘油　　6. 苯酚

四、完成反应式

1. $CH_3CH_2CH(OH)CH_3 + HCl \xrightarrow{ZnCl_2}$

2. 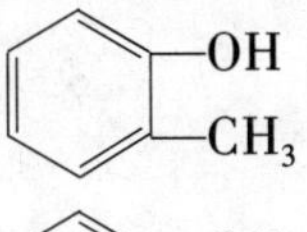 $+ NaOH \longrightarrow$

3. 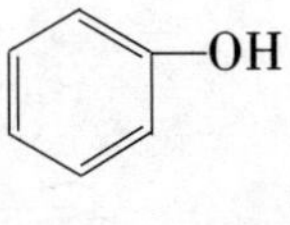 $+ 3Br_2 \longrightarrow$

五、用化学方法鉴别下列各组化合物

1. 丙醇、丙三醇、乙醚

2. 苯酚和苯甲醇

第五章　醛、酮、醌

Ⅰ. 学习目标

①掌握醛、酮官能团,命名及化学性质。

②熟悉醛、酮、醌的结构及重要的醛、酮、醌。

③了解醛、酮的物理性质。

Ⅱ. 重点、难点

①重点:醛、酮的命名;醛、酮的化学性质;醛、酮化学鉴别方法。

②难点:醛、酮的结构特点。

Ⅲ. 总结

第一节　醛、酮

一、醛酮的结构

醛基　—CHO　　酮基　$\gt C=O$

二、醛、酮的通式

醛：$R-\overset{\overset{\displaystyle O}{\|}}{C}-H$　　　　酮：$R-\overset{\overset{\displaystyle O}{\|}}{C}-R$

三、命名

1. 普通命名法

醛的命名与醇的习惯命名法相似,称某醛。如:

CH_3CH_2OH　乙醇　　　　CH_3CHO　乙醛

$CH_3CH(CH_3)CH_2OH$　异丁醇　　　　$CH_3CH(CH_3)CHO$　异丁醛

脂肪酮则按酮基所连接的两个烃基而称为某(基)某(基)酮。

2. 系统命名法

选择含有羰基的最长碳链作为主链,称为某醛或某酮。由于醛基是一价原子团,必在链端,命名时不必用数字标明其位置。酮基的位置则需用数字标明,写在"某酮"之前,并用数字标明侧链所在的位置及个数,写在母体名称之前。例如:

$CH_3CH(CH_3)CHO$　　　　$CH_3CH_2COCH(CH_3)CH_2CH_3$

2-甲基丙醛　　　　4-甲基-3-己酮

四、化学性质

(一)亲核加成反应

1. 与氢氰酸加成

醛、脂肪族甲基酮及8个碳以下的环酮能与氢氰酸发生加成反应生成α-氰醇。反应通式为:

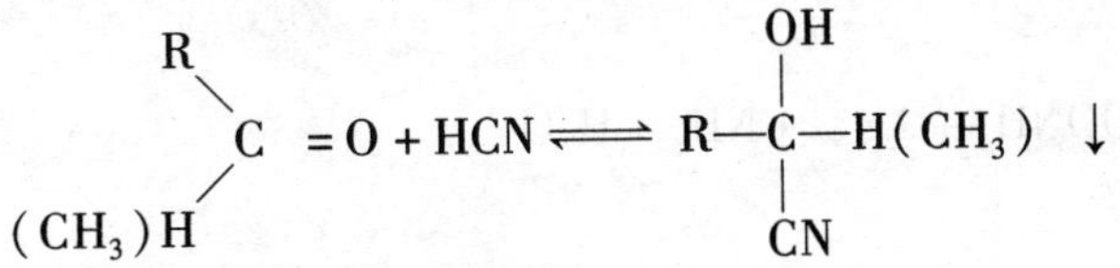

2. 与亚硫酸氢钠加成

醛、脂肪族甲基酮以及环酮可与亚硫酸氢钠的饱和溶液发生加成反应,生成α-羟基磺酸钠,它不溶于饱和的亚硫酸氢钠溶液中而析出结晶。

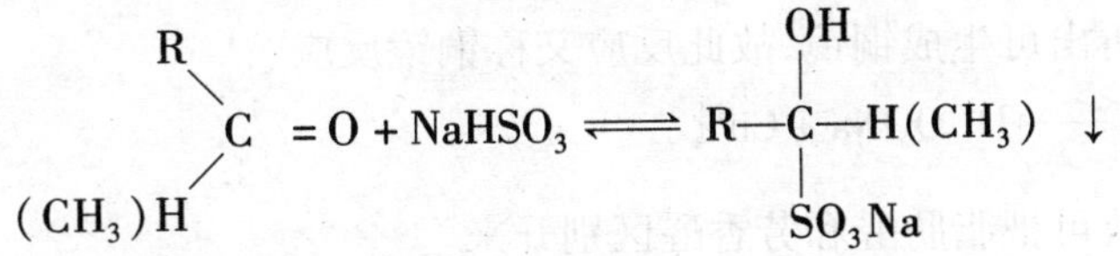

本加成反应可用来鉴别醛、脂肪族甲基酮和8个碳原子以下的环酮。

3. 与醇加成

在干燥氯化氢或浓硫酸作用下,一分子醛和一分子醇发生加成反应,生成半缩醛。例如:

$$CH_3CH_2CHO + CH_3OH \xrightleftharpoons{\text{干燥 HCl}} CH_3CH_2CH(OH)OCH_3$$

半缩醛一般不稳定,它可继续与一分子醇反应,两者之间脱去一分子水,而生成稳定的缩醛。

$$CH_3CH_2CH(OH)OCH_3 + CH_3OH \xrightleftharpoons{\text{干燥 HCl}} CH_3CH_2CH(OCH_3)_2$$

4. 与格氏试剂加成——制醇

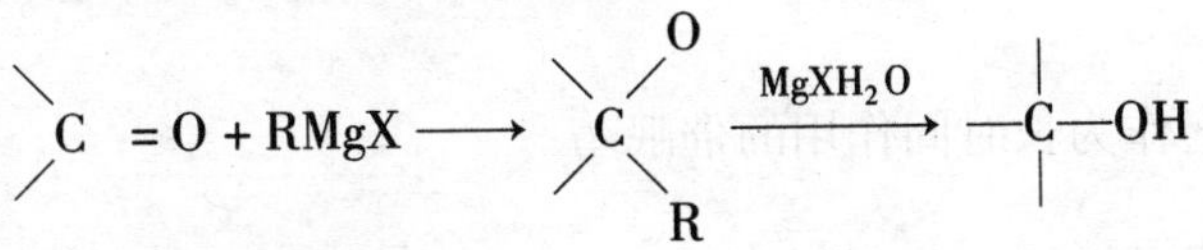

5. 与氨的衍生物加成

(二)α-活泼氢的反应

1. 卤代和卤仿反应

醛、酮可以和卤素发生卤代反应。在酸的存在下,卤代反应可控制在一卤代产物。

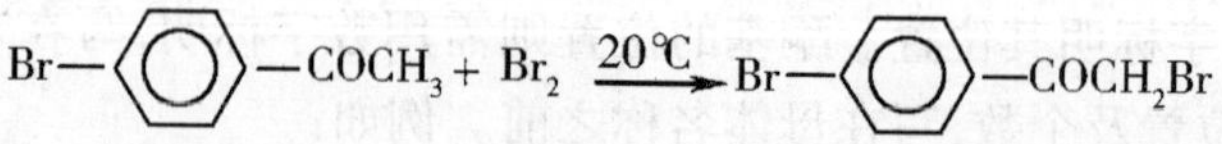

2. 羟醛缩合反应

醛酮的 α — H 受羰基($\rangle C=O$)的影响具有一定的弱酸性。在稀碱溶液中,$RCH_2-\overset{O}{\overset{\|}{C}}-H$ 或 $RCH_2-\overset{O}{\overset{\|}{C}}-R'$ 容易生成 $RCH-\overset{O}{\overset{\|}{C}}-H$ 或 $RCH-\overset{O}{\overset{\|}{C}}-R'$ 碳负离子,而碳负离子对羰基进行亲核加成生成羟醛类化合物,这类生成羟醛类化合物的反应称为羟醛缩合反应。

(三)氧化反应

1. 氧化反应

银镜反应。

$$RCHO + [Ag(NH_3)_2]^+ \longrightarrow RCOONH_4 + Ag\downarrow + NH_3 + H_2O$$

土伦试剂

2. 斐林试剂

与醛共热则被还原成砖红色的氧化亚铜沉淀。

$$RCHO + Cu^{2+} + NaOH + H_2O \xrightarrow[\triangle]{} RCOONa + Cu_2O\downarrow$$

甲醛与斐林试剂作用,有铜析出可生成铜镜,故此反应又称铜镜反应。

$$HCHO + Cu^{2+} + NaOH + H_2O \xrightarrow[\triangle]{} HCOONa + Cu\downarrow$$

芳香醛不与斐林试剂反应,故可把脂肪醛和芳香醛区别开来。

(四)还原反应

$$R-\overset{O}{\overset{\|}{C}}-H + H_2 \xrightarrow{Ni} RCH_2OH$$

$$R-\overset{O}{\overset{\|}{C}}-R' + H_2 \xrightarrow{Ni} R-\overset{OH}{\overset{|}{CH}}-R'$$

五、重要的醛酮

①甲醛:甲醛又称蚁醛,易溶与水。40%甲醛水溶液叫"福尔马林",医药上和农业上广泛用作消毒剂、防腐剂。

②乙醛:其10%水溶液在临床上作为长时间作用的催眠药。

③苯甲醛。

④丙酮:无色、易挥发、易燃的液体。在生物化学中,丙酮是糖类物质的分解产物。临床上检查糖尿病患者尿液中是否含有丙酮,常用亚硝酰铁氰化钠溶液和氨水,如有丙酮存在,则呈鲜红色。

六、醛酮的鉴别

①Tollens 试剂:可区分醛和酮。现象是出现银镜。

②Fehling 试剂:可区分脂肪醛和芳香醛、酮。现象是出现砖红色沉淀。

③a试剂:可区分醛和酮,现象是出现紫红色。

第二节　醌

一、定义、结构、命名

醌是对含有环己二烯二酮构造的一类化合物的总称。如对苯醌、邻苯醌等或叫做醌型构造。

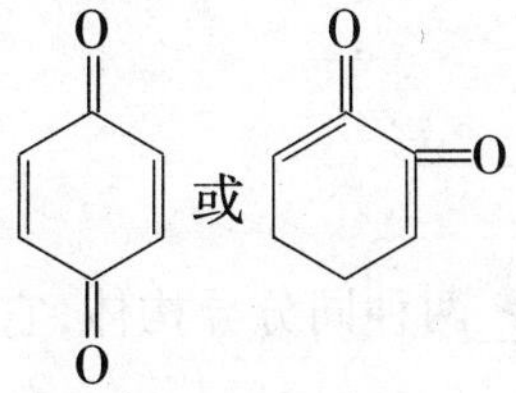

二、醌的物理性质和化学性质

醌具有典型的烯烃和羰基化合物的性质。

1. 加成反应

双键加成:1,2－加成;1,4－加成。

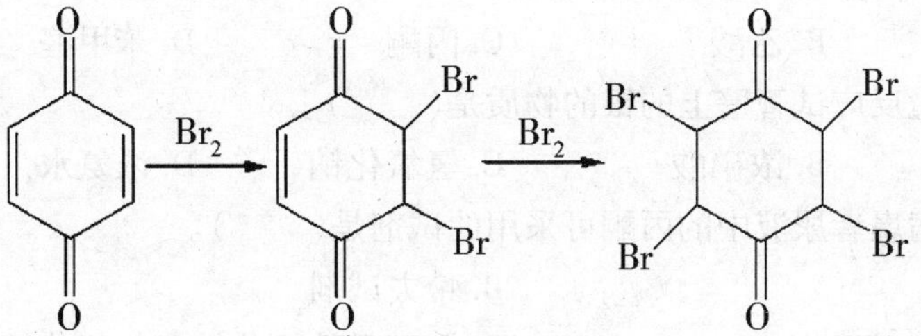

2. 还原反应

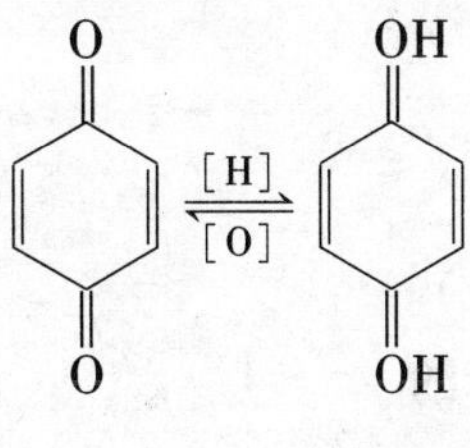

三、重要的醌

萘醌工业上用作脱硫剂。维生素 K_1、K_3 为萘醌衍生物。2－甲基萘醌又名维生素 K_3，它与维生素 K_1 都是良好的止血剂。

习题五 醛和酮

一、填空题

1. 40% 的甲醛水溶液叫________。因其能使蛋白质________而具有________作用，所以常作灭菌消毒剂，也常用来保存动物标本。

2. 醛和酮分子中都含有________基，它与 1 个 H 相连则构成________基；与两个 H 相连是________；与 2 个甲基相连是________。

3. 醛和酮的化学性质主要决定于________，由于两者结构不完全相同，醛比酮具有更大的________。

4. 一元脂肪醛的通式为________，一元脂肪酮的通式为________。

5. 乙醛氧化生成________，还原生成________。

6. 分子式为 C_3H_6O 且含羰基的有机物有________和________两种同分异构体，它们的官能团分别是________；这两种有机物可用________来鉴别。

二、选择题

1. 下列有机物不能发生斐林反应的是(　　)。

A. 甲酸　　B. 丙醛　　C. 丙醛　　D. 苯甲醛

2. 符合通式 $C_nH_{2n}O$，但不能与银氨溶液反应的是(　　)。

A. 丙醛　　B. 乙酸　　C. 丙酮　　D. 苯甲醛

3. 可洗去银镜反应试管壁上的银的物质是(　　)。

A. 浓 H_2SO_4　　B. 浓硝酸　　C. 氢氧化钠　　D. 浓氨水

4. 检查糖尿病患者尿液中的丙酮可采用的试剂是(　　)。

A. 费林试剂　　B. 希夫试剂

C. 氢氧化钠和硫酸铜　　D. 亚硝酰铁氰化钠和氢氧化钠

5. 下列化合物互为同分异构体的是(　　)。

A. 甲醇和甲醛　　B. 丙醇和丙醛

C. 丙醛和丙酮　　D. 戊烷和环戊烷

6. 能与托伦试剂反应而不能与费林试剂作用的化合物是(　　)。

A. 丙醛　　B. 丙酮　　C. 苯甲醛　　D. 苯酚

7. 既能发生氧化反应又能发生还原反应的是(　　)。

A. 乙醇　　B. 乙醛　　C. 丙酸　　D. 乙酸

8. 既能氧化成羧酸又能还原成伯醇的物质是(　　)。

A. 2－甲基－1－丙醇　　　B. 2－丁酮

C. 对苯醌　　　D. 2－甲基－2－丁醛

三、命名或写出下列化合物结构

1. 苯甲醛　2. 丙酮　3. 2－甲基－3－乙基戊醛　4. 乙醛　5. 甲醛

四、完成下列方程式

1. $2CH_3CHO \longrightarrow$

2. $CH_3CH_2CHO + Ag(NH_3)OH \xrightarrow{\triangle}$

3. $CH_3COCH_2CH_2CH_3 + H_2 \xrightarrow{Ni}$

五、用化学方法区别下列化合物

1. 丙醇、丙酮、乙醛

2. 甲醛、乙醛、苯甲醛

第六章　羧酸及取代羧酸

Ⅰ. 学习目标

①掌握羧酸定义、分类、命名及化学性质。

②熟悉重要的羧酸及其用途。

③了解羧酸衍生物分类、命名及化学性质。

Ⅱ. 重点、难点

①重点:羧酸化学性质,重要的羧酸。

②难点:羧酸衍生物结构特点。

Ⅲ. 总结

第一节　羧酸

一、定义

由烃基(或氢原子)与羧基相连所组成的化合物称为羧酸。

二、通式

(Ar)RCOOH、羧基(—COOH)是羧酸的官能团。

三、分类

按烃基的种类将羧酸分为脂肪族羧酸和芳香族羧酸。

按含羧基数目不同将羧酸分为一元酸和多元酸。

四、命名

①俗名,这是根据它们的来源命名的。如:

HCOOH　蚁酸　CH_3COOH　醋酸　HOOC—COOH　草酸

②系统命名原则与醛相同,即选择含有羧基的最长的碳链做主链,从羧基中的碳原子开始给主链上的碳原子编号。取代基的位次用阿拉伯数字表明。有时也用希腊字母来表示取代基的位次,从与羧基相邻的碳原子开始,依次为 α、β、γ 等。

③芳香族羧酸和脂环族羧酸,可把芳环和脂环作为取代基来命名。

④脂肪族二元羧酸时,则应选择包含两个羧基的最长碳链做主链,叫某二酸。

五、化学性质

1. 酸性

羧酸具有酸性,因为羧基能离解出氢离子。

$$RCOOH \rightleftharpoons RCOO^- + H^+$$

2. 羧基中的羟基被取代

(1)酰卤的生成

羧酸与三氯化磷、五氯化磷、氯化亚砜等作用,生成酰氯。

$$RCOOH + PCl_3(PCl_5SOCl_2) \longrightarrow RCOCl$$

(2)酸酐的生成

$$RCOOH + RCOOH \xrightarrow[\triangle]{P_2O_5} RCOOOCR$$

(3)酯化反应

羧酸与醇在酸的催化作用下生成酯的反应,称为酯化反应。

$$RCOOH + R_1OH \overset{H^+}{\rightleftharpoons} RCOOR_1 + H_2O$$

(4)酰胺的生成

$$RCOOH + NH_3 \longrightarrow RCOONH_4 \xrightarrow[\triangle]{-H_2O} RCONH_2$$

3. α - 氢被取代

$$CH_3COOH + Cl_2 \xrightarrow{P} CH_2ClCOOH \xrightarrow{P} CHCl_2COOH \xrightarrow{P} CCl_3COOH$$

4. 还原反应

$$RCH_2CH = CHCOOH \xrightarrow{LiAlH_4} RCH_2CH = CHCH_2OH$$

5. 脱羧反应

羧酸分子脱去羧基放出二氧化碳的反应叫脱羧反应。

$$CH_3COONa \xrightarrow[\triangle]{碱石灰} CH_4 + Na_2CO_3$$

六、重要的羧酸

①甲酸：俗称蚁酸，是最简单的脂肪酸，其分子里既有羰基又有醛基，羰基直接与氢原相连，使得甲酸的酸性在脂肪酸同系物中最强；甲醛具有还原性能发生银镜反应，也能使高锰酸钾溶液褪色，利用此性质可把甲酸和其他羰酸鉴别开来。

②乙酸：俗称醋酸，是食醋的主要成分，一般食醋中含乙酸6% ~8%。乙酸为无色具有刺激性气味的液体。当室温低于16.6℃时，无水乙酸很容易凝结成冰状固体，故常把无水乙酸称为冰醋酸。乙酸能与水按任何比例混溶，也可溶于乙醇、乙醚和其他有机溶剂。

③乙二酸：俗称草酸，是无色晶体，通常含有两分子的结晶水，可溶于水和乙醇，不溶于乙醚。草酸具有还原性，容易被高锰酸钾溶液氧化。

④苯甲酸：俗名安息香酸，是无色晶体，微溶于水。苯甲酸钠常用作食品的防腐剂。利用草酸的还原性，还可将其用作漂白剂和除锈剂。

⑤丁二酸。

⑥亚油酸。

第二节 羟基酸

一、定义和分类

分子中既含有羟基又含有羧基的化合物称为羟基酸。根据羟基酸分子中羟基所连烃基不同可分为醇酸和酚酸。醇酸的羟基和脂肪烃基相连，酚酸的羟基和芳环相连。

二、命名

醇酸的命名是以羧酸为母体，羟基作为取代基。用阿拉伯数字或希腊字母标明羟基及其他取代基的位置。酚酸以芳香酸为母体，羟基作为取代基。

例：

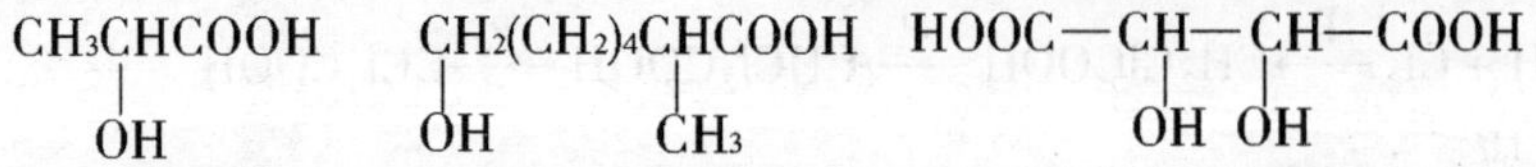

2-羟基丙酸　　2- 甲基 -7- 羟基丙酸　　2，3- 二羟基丁二酸

α-羟基丙酸　　α - 甲基 - ω - 羟基丙酸　　α,α′- 二羟基丁二酸

（乳酸）　　（酒石酸）

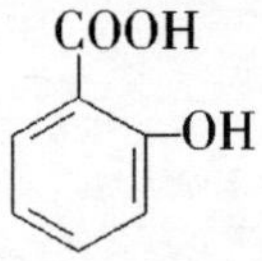

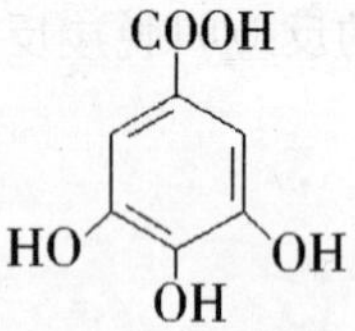

邻羟基苯甲酸（水杨酸）3,4,5- 三羟基苯甲酸（没食子酸）

三、重要的羟基酸

①乳酸。

②β - 羟基丁酸。

③苹果酸：苹果酸在酶的催化下生成草酰乙酸。苹果酸在食品工业中用作酸味剂。

④酒石酸：常用于配制饮料，酒石酸钾钠用于配制斐林试剂。

⑤柠檬酸：柠檬酸常用于配制清凉饮料和作糖果的调味剂，也是制药工业的重要原料。

⑥水杨酸：它具有酚和羧酸的一般性质，如易被氧化、遇三氯化铁显紫红色，酸性比苯甲酸强等。

⑦乙酰水杨酸：俗称“阿司匹林”，为白色针状晶体。乙酰水杨酸具有解热镇痛作用，是常用的解热镇痛药。乙酰水杨酸分子中无游离的酚羟基，故其纯品与三氯化铁不显色，易水解为水杨酸和乙酸，因此应密闭于干燥处贮存。

⑧没食子酸：又称五倍子酸。可用作抗氧剂的影像显影剂。没食子酸与三氯化铁产生蓝黑色沉淀，可用来制造墨水。

第三节　羰基酸

一、定义和分类

分子中既含有羰基又含有羧基的化合物称为羰基酸。根据所含的是醛基还是酮基，将其分为醛酸和酮酸。

二、命名

羰基酸的命名与醇酸相似，也是以羧酸为母体，羰基的位次用阿拉伯数字或用希腊字母表示。如：

OHC—COOH	$CH_3COCOOH$	CH_3COCH_2COOH
乙醛酸	丙酮酸	3 - 丁酮酸（β - 丁酮酸）

三、化学性质

（一）α－酮酸的性质

1. 脱羧和脱羰反应

α－酮酸与稀硫酸或浓硫酸共热，分别发生脱羧和脱羰反应生成醛或羧酸。

$$RCOCOOH + 稀\ H_2SO_4 \xrightarrow{150℃} RCHO + CO_2\uparrow$$

$$RCOCOOH + 浓\ H_2SO_4 \xrightarrow[\triangle]{} RCOOH + CO\uparrow$$

2. 氧化反应

α－酮酸很容易被氧化，托伦试剂就将其氧化成羧酸和二氧化碳。

$$RCOCOOH + [Ag(NH_3)_2]^+ \xrightarrow[\triangle]{} RCOONH_4 + Ag\downarrow$$

（二）β－酮酸的性质

1. 酮式分解

$$RCOCH_2COOH \xrightarrow[\triangle]{} RCOCH_3 + CO_2\uparrow$$

2. 酸式分解

$$RCOCH_2COOH + 40\%\ NaOH \xrightarrow[\triangle]{} RCOONa + CH_3COONa$$

四、重要的羰基酸

①乙醛酸。

②丙酮酸。

③β－丁酮酸：又称乙酰乙酸，临床上把β－丁酮酸、β－羟基丁酸和丙酮三者总称为酮体。酮体是脂肪酸在人体内不能完全氧化成二氧化碳和水的中间产物，大量存在于糖化酶尿病患者的血液和尿中，使血液的酸度增加，发生酸中毒，严重时引起患者昏迷或死亡。

习题六　羧酸和有机酸

一、填空题

1. 羧酸从结构上看是________中的氢原子被________。

2. 羧酸中的羧基脱去________的反应叫________。如草酸加热可放出________并生成________。

3. 羧酸根据分子中烃基的不同，可分为________和________；根据所含羟基数目的不同分为________和________、________。

4. 乙酸与丙醇在浓硫酸作用下加热生成________和________。

5. β－丁酮酸又叫________，它是人体内脂肪代谢中间产物，在酶作用下加氢还原生成________，受热脱羧生成________。

二、选择题

1. 下列化合物有还原性且能发生酯化反应的是(　　)。

A. 甲醛　　B. 甲酸　　C. 乙酸　　D. 丙酮

2. 下列物质为二元酸的是(　　)。

A. 蚁酸　　B. 草酸　　C. 苯甲酸　　D. 石炭酸

3. 下列化合物既能发生银镜反应又能发生酯化反应的是(　　)。

A. 甲醛　　B. 甲酸　　C. 乙酸　　D. 乙醇

4. 可将甲酸和乙酸鉴别开来的试剂是(　　)。

A. 石蕊试纸　　B. 托伦试剂　　C. 碳酸钠液　　D. 氢氧化钠溶液

5. 酮体组成包括几种物质(　　)。

A. 1 种　　B. 2 种　　C. 3 种　　D. 4 种

6. 加热草酸放出的气体是(　　)。

A. 氨气　　B. 氧气　　C. 二氧化碳　　D. 水蒸气

7. 与β－丁酮酸和丙酮合称为酮体的物质是(　　)。

A. α－羟基丁酸　　B. β－羟基丁酸　　C. 丁酮　　D. 丁酸

三、命名或写出下列化合物结构

1. 草酸　　2. 乳酸　　3. 水杨酸　　4. β－丁酮酸

5.
$$\begin{array}{l} CH_3—\underset{\displaystyle |\atop \displaystyle CH_3}{CH}—CH_2—CH_2—COOH \end{array}$$

四、完成下列方程式

1. $CH_3CH(CH_3)COOH + NaCO_3 \longrightarrow$

2. $CH_3CH_2CH_2COOH + CH_3CH_2OH \longrightarrow$

3. $HOOCCH_2CH_2COOH \xrightarrow{\triangle}$

4. $CH_3CHOHCH_2COOH \xrightarrow{\triangle}$

5. $CH_3COCH_2CH_3 + H_2 \xrightarrow{\triangle}$

6. $CH_3COCH_2COOH \xrightarrow{\triangle}$

五、用化学方法鉴别下列化合物

甲酸、乙酸、丙醛

第七章　对映异构体

Ⅰ. 学习目标

①掌握对称因素与手性的关系；

②掌握 Fischer 投影式的书写规则；

③能熟练地掌握 *R/S* 的命名法，正确地判断手性中心的构型；

④弄清下列概念：对映异构体和非对映异构体；手性和旋光性；旋光度与比旋光度；内消旋体和外消旋体；手性；手性中心；手性分子。

Ⅱ. 重点、难点

1. 重点

①偏振光、旋光度、分子的手性、对映异构、对映体、对称面、对称中心的概念；

②费歇尔投影式表示法；

③掌握手性碳原子构型的 *D/L* 和 *R/S* 标记法；

④外消旋体和内消旋体。

2. 难点

①不存在对称因素的分子为手性分子，它有旋光性，存在对映异构体；

②费歇尔形式中，与手性碳原子相连的四个原子和原子团在空间的相对位置；

③*D/L* 和 *R/S* 标记法。

Ⅲ. 总结

(一) 同分异构体分类

- 同分异构
  - 构造异物
    - 碳干异构
    - 位置异构
    - 官能团异物
    - 互变异构
  - 立体异物
    - 构型异构
      - 顺反异构
      - 对映异构
    - 构象异构

(二) 平面偏振光和物质的旋光性

1. 平面偏振光

光是一种电磁波，光在振动的方向与其前进的方向垂直。普通光的光波是在与前进方向垂直的平面内，以任何方向振动。如果使普通光通过一个尼科尔棱镜，那么只有和棱镜的晶轴平行振动的光才能通过。如果这个棱镜的晶轴是直立的，那么只有在这个垂直平面上振动的光才能通过，只在一个方向上振动的光称为平面偏振光，简称偏振光。

2. 物质的旋光性

实验证明，当偏振光通过葡萄糖或乳酸等物质时，偏振光的振动方向会发生旋转。物质使偏振光的振动方向发生旋转的性质称为旋光性。具有旋光性的物质称为旋光性物质，或光活性物质。旋光性物质使偏振光的振动方向旋转的角度，称为旋光度，用 α 表示。如果从面对光线入射方向观察，使偏振光的振动方向顺时针旋转的物质称右旋体，用“+”表示，而使偏振光的振动方向逆时针旋转的物质，称左旋体，用“-”表示。

（三）旋光仪与比旋光度

1. 旋光仪

旋光性物质使偏振光的振动方向旋转的角度，称为旋光度。

2. 比旋光度

旋光度的大小和方向，不仅取决于旋光性物质的结构和性质，而且与测定时溶液的浓度（或纯液体的密度）、盛液管的长度、溶剂的性质、温度和光波的波长等有关。一定温度、一定波长的入射光，通过一个 1 分米长盛满浓度为 $1g \cdot ml^{-1}$ 旋光性物质的盛液管时所测得的旋光度，称比旋光度，用[α]t 表示。

（四）手性和对称因素

1. 手性

像人的两只手，由于五指的构型不同，左手和右手互为实物和镜像关系，但不能完全重叠，称为手性。

2. 分子对称因素

（1）对称面

把分子分成互为实物和镜像关系两半的假想平面，称为对称面。

（2）对称中心

分子中任意原子或原子团与 P 点连线的延长线上等距离处，仍是相同的原子或原子团时，P 点就称为对称中心。

凡具有对称面或对称中心任何一种对称因素的分子，称为对称分子，凡不具有任何对称因素的分子，称为不对称分子。

有对称中心的分子没有手性。

物质分子在结构上具有对称面或对称中心的，就无手性，因而没有旋光性。

物质分子在结构上既无对称面，也无对称中心的，就具有手性，因而有旋光性。

（五）对映体

像乳酸分子这样存在构造相同，但构型不同，彼此互为实物和镜像关系，相互对映而不能完全重合的现象，叫做对映异构体。（+）-乳酸和（-）-乳酸是互为镜像关系的异构体，称对映异构体，简称对映体。因其对映体的旋光性不同，因此又称旋光性异构体或光学异构体。

（六）对映体构型的表示方法

①立体结构式。

②Fischer 投影式。

（七）构型的标记——*R*、*S* 命名规则

R、*S* 命名规则：

①按次序规则将手性碳原子上的四个基团排序。

②把排序最小的基团放在离观察者眼睛最远的位置，观察其余三个基团由大→中→小的顺序，若是顺时针方向，则其构型为 *R*（*R* 是拉丁文 Rectus 的字头，是右的意思），若是反时针方向，则其构型为 *S*

快速判断 Fischer 投影式构型的方法：

①当最小基团位于横线时，若其余三个基团由大→中→小为顺时针方向，则此投影式的构型为 *S*，反之为 *R*。

②当最小基团位于竖线时，若其余三个基团由大→中→小为反时针方向，则此投影式的构型为 *R*，反之为 *S*。

习题七　对映异构体

一、选择题

1. 下列化合物没有顺反异构体的是（　　）。

A. 2－丁烯酸　　B. 2－丁烯

C. 2,3－二氯－2－丁烯　　D. 3－甲基－2－丁烯酸

2. 下列描述正确的是（　　）。

A. 外消旋体和内消旋体是对映异构体

B. 只有含有手性碳原子的化合物才有旋光异构体

C. 当手性碳原子数为 n 个时，旋光异构体的数目是 2^n 个

D. 只有具有手性的化合物才有旋光异构体

3. 一个化合物是否具有旋光性取决于它是否有（　　）。

A. 手性碳原子　　B. 双键　　C. 苯环　　D. 对称因素

4. 将等量的左旋乳酸与右旋乳酸混合，其混合物为（　　）。

A. 内消旋体　　B. 外消旋体　　C. 对映异构体　　D. 非对映异构体

5. 下列化合物中无顺反异构体的是（　　）。

A. 2－丁烯　　B. 2－氯－2－丁烯

C. 2－戊烯　　D. 2－甲基－2－丁烯

6. 下列存在内消旋异构体的化合物是（　　）。

A. 2－羟基丙酸　　B. 2,3－二羟基丁醛

C. 2,3－二羟基丁二酸　　D. 2,3－二溴戊烷

7. 丙氨酸的一种投影式为 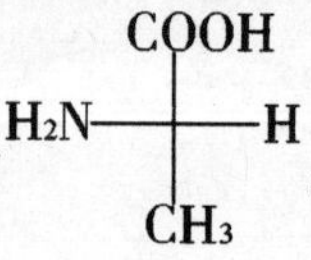 ,则其相应的构型为(　　)。

A. *R* 型　　B. *S* 型　　C. *Z* 型　　D. *E* 型

8. 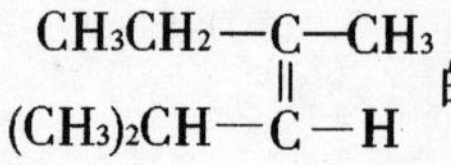 的命名正确的是(　　)。

A. *Z*-2,4-二甲基-3-己烯　　B. *E*-2,4-二甲基-3-己烯

C. *Z*-2,4-二甲基-3-戊烯　　D. *E*-2,4-二甲基-3-戊烯

二、填空题

1. 有机化合物分子具有旋光性的根本原因是________。

2. 海洛因的比旋光度$[\alpha]_D^{20}$(甲醇) = $-166°$,这表示海洛因是一种具有________活性的化合物;其旋光方向是________。

3. 手性化合物的旋光方向与其构型________________。

4. 分子若含有两个相同的手性碳原子,其立体异构体的数目为________个。

5. 一对对映体性质的最主要差别在于________。

6. 在环己烷的椅式构象中,有________条 *a* 键,________条 *e* 键。*a* 键中有________条向上,有________向下。

7. 测定化合物的旋光度用的仪器是________。

8. 一对对映体的等量混合物为________。它________旋光性,用符号________表示。

三、命名题

1. 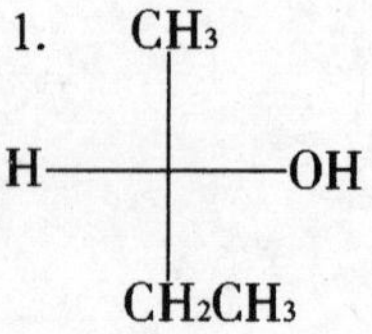

2. 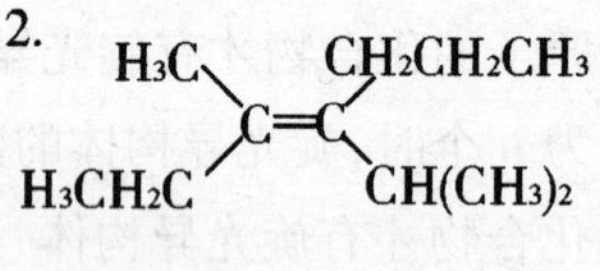

第八章　羧酸衍生物及脂类

Ⅰ. 学习目标

①熟悉羧酸衍生物的命名和结构。

②了解羧酸衍生物的物理性质。

③熟悉羧酸衍生物的化学性质。

④了解重要的羧酸衍生物。

Ⅱ. 重点、难点

羧酸衍生物的化学性质。

Ⅲ. 总结

第一节 羧酸衍生物

一、分类

分为酰卤、酸酐、酯和酰胺。

二、命名

1. 酰卤和酰胺

酰卤和酰胺的命名由酰基名称加卤素原子或胺。

2. 酸酐

某酸所形成的酸酐叫"某酸酐"。如：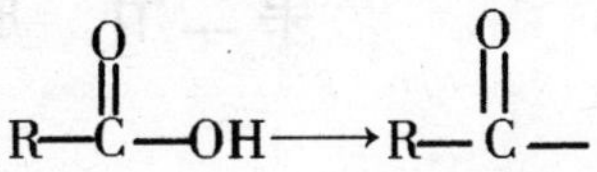

3. 酯

酯的命名为"某酸某酯"。如：

$CH_3CH_2COOCH_3$ 丙酸甲酯

三、化学性质

1. 水解

生成相应的羧酸。

$$\left.\begin{array}{l} RCOCl \\ RCOOOCR_1 \\ RCOOR_1 \\ RCONH_2 \end{array}\right\} + H_2O \longrightarrow RCOOH + \left\{\begin{array}{l} HCl \\ R_1COOH \\ R_1OH \\ NH_3 \end{array}\right.$$

2. 醇解和氨解

酰氯、酸酐和酯都能与醇作用生成酯。

$$\left.\begin{array}{l} RCOCl \\ RCOOOR_1 \\ RCOOR_1 \end{array}\right\} + HOR_2 \longrightarrow RCOOR_2 + \left\{\begin{array}{l} HCl \\ R_1COOH \\ R_1OH \end{array}\right.$$

酰氯、酸酐和酯都能与氨作用，生成酰胺。

$$\left.\begin{array}{l}RCOCl\\RCOOOR_1\\RCOOR_1\end{array}\right\}+NH_3\longrightarrow RCONH_2+\left\{\begin{array}{l}HCl\\R_1COOH\\R_1OH\end{array}\right.$$

四、重要的羧酸衍生物

①乙酰氯:它是一种在空气中发烟的无色液体,有窒息性的刺鼻气味。它能与乙醚、氯仿、冰醋酸、苯和汽油混溶。

②乙酐:又名醋(酸)酐,为无色有极强醋酸气味的液体,溶于乙醚、苯和氯仿。

③顺丁烯二酸酐:又称马来酸酐和失水苹果酸酐。为无色结晶性粉末,有强烈的刺激性气味,易升华,溶于乙醇、乙醚和丙酮,难溶于石油醚和四氯化碳。

④乙酸乙酯:为无色可燃性的液体,有水果香味,微溶于水,溶于乙醇、乙醚和氯仿等有机溶剂。

⑤甲基丙烯酸甲酯:为无色液体,其在引发剂存在下,聚合成无色透明的化合物,俗称有机玻璃。

⑥丙二酸二乙酯及其在有机合成中的应用:丙二酸二乙酯,简称丙二酸酯,为无色有香味的液体,微溶于水,易溶于乙醇、乙醚等有机溶剂。

第二节 脂类

一、油脂的结构组成和分类

油脂是油和脂肪的总称,习惯上把在常温下为液体的油脂叫做油,为固体的油脂叫做脂肪。从化学构造来看,它们都是高级脂肪酸甘油酯。

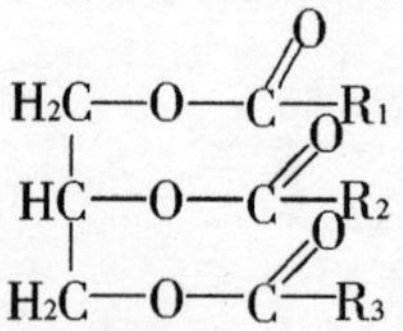
R_1,R_2,R_3可以相同或不同

必需脂肪酸:亚油酸;亚麻酸和花生四烯酸。

二、油脂化学性质

1. 水解和皂化

一切油脂都能在酸、碱或酶(如胰脂酶)的作用下发生水解反应。1mol 油脂水解生成 1mol 甘油和 3mol 脂肪酸。

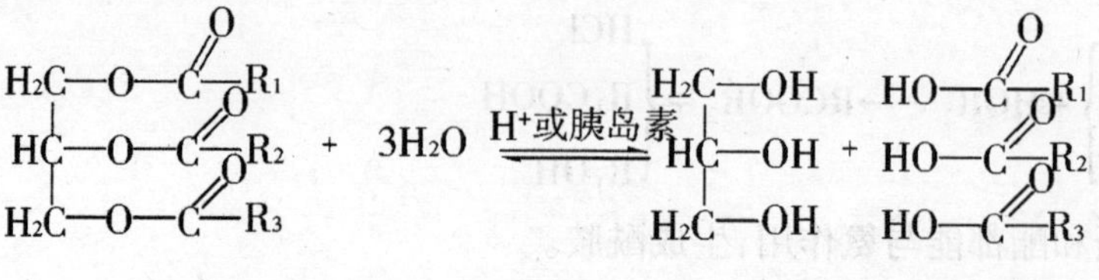

在碱性溶液中使油脂水解，则生成甘油和高级脂肪酸的盐类（肥皂），因此油脂在碱性溶液中的水解叫做皂化。

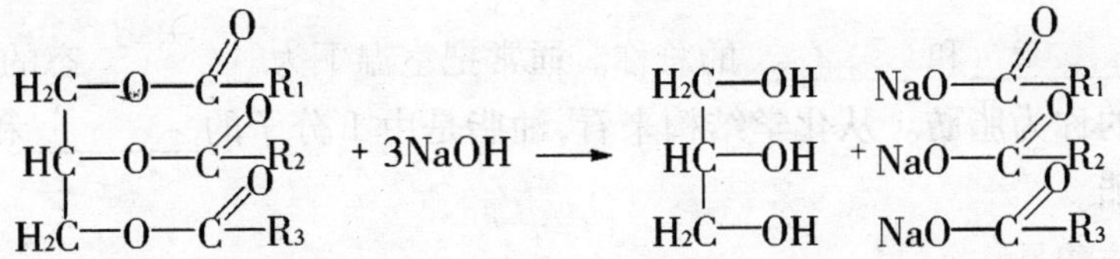

2. 酸败

它是指中和1g油脂中游离的脂肪酸所需氢氧化钾的毫克数。酸值用于表示油脂的酸败程度。酸值越大，酸败程度越大。

三、磷脂

磷脂是含磷的类脂化合物，广泛地分布在动植物中，是细胞原生质的固定组成成分。

（一）磷脂酰胆碱（卵磷脂）

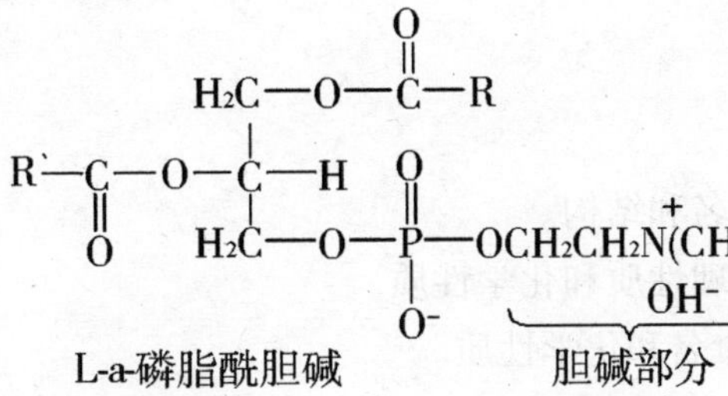

L-a-磷脂酰胆碱

（二）磷脂酰乙醇胺（脑磷脂）

磷脂酰乙醇胺在脑组织中含量甚多，故又称脑磷脂。它和磷脂酰胆碱并存于机体各组织及器官中，它的构造和理化性质均与磷脂酰胆碱相似，只是在磷脂酰乙醇胺中，与磷酸结合的是胆胺（$HO—CH_2—CH_2—NH_2$）。

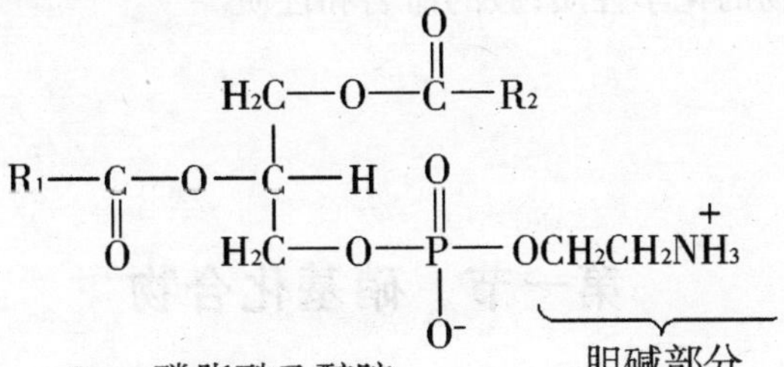

L-a-磷脂酰乙醇胺

习题八　脂类

一、名词解释

1. 皂化反应　　2. 必需脂肪酸

二、填空题

1. 油脂是______和______的总称。通常把室温下为______态的称为油，室温下为______态的称为脂肪。从化学结构来看，油脂是由1分子的______和3分子的______所形成的酯。

2. 必需脂肪酸是______、______、______。

三、简答题

1. 油脂的主要成分是什么？写出油脂的一般结构式。

2. 什么是营养必需脂肪酸？常见的有哪几种？

3. 比较卵磷脂和脑磷脂在组成上的异同点。用什么方法可将他们的混合物分离？

第九章　含氮化合物

Ⅰ. 学习目标

①熟悉硝基化合物的命名和结构。

②熟悉硝基化合物的物理性质和化学性质。

③掌握胺的分类结构、命名和化学性质。

④了解重氮化合物和偶氮化合物的结构和性质。

Ⅱ. 重点、难点

①重点：硝基化合物的化学性质；胺的命名和性质。

②难点：硝基化合物的化学性质；胺的命名和性质。

Ⅲ. 总结

第一节　硝基化合物

一、定义、结构和命名

硝基（NO_2—）取代烃分子中的氢原子所成的化合物称为硝基化合物。

命名硝基化合物时以烃为母体，硝基作为取代基，例如：

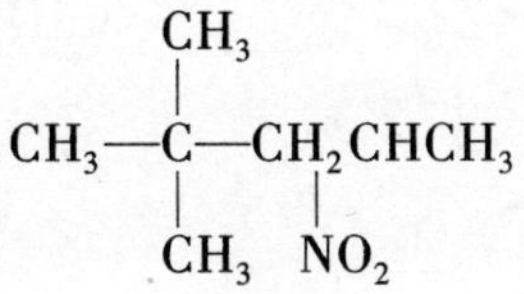

22 - 二甲基 - 4 - 硝基戊烷

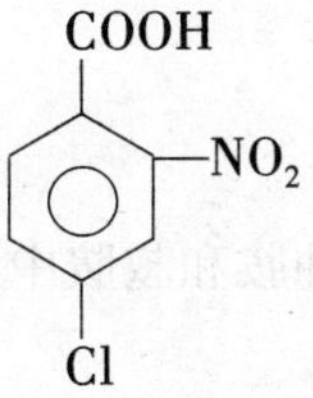

2 - 甲硝基 - 4 - 氯苯甲酸

二、物理性质

脂肪族硝基化合物多数是油状液体，芳香族硝基化合物除了硝基苯是高沸点液体外，其余多是淡黄色固体，有苦仁气味，味苦。不溶于水，溶于有机溶剂和浓硫酸(形成 盐)。

硝基具有强极性，所以硝基化合物是极性分子，有较高的沸点和密度。随着分子中硝基数目的增加，其熔点、沸点和密度增大，苦味增加，对热稳定性减少，受热易分解爆炸(如 TNT 是强烈的炸药)。

多数硝基化合物有毒，在贮存和使用硝基化合物时应注意。

三、化学性质

1. 还原反应

硝基化合物易被还原，芳香族硝基化合物在不同的还原条件下得到不同的还原产物。例如，在酸性介质中以铁粉还原，最后生成芳香族伯胺；在中性条件中以锌粉还原得到氢化偶氮化合物；在碱性条件中以锌粉还原得到联苯胺。

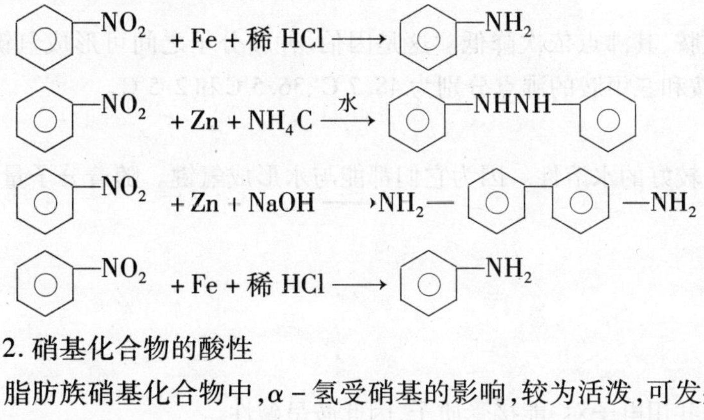

2. 硝基化合物的酸性

脂肪族硝基化合物中，α - 氢受硝基的影响，较为活泼，可发生类似酮 - 烯醇互变异构。

第二节　胺

一、分类和命名法

定义：氨分子中的氢原子被氨基取代后所得到的化合物。

命名：对于简单的胺，命名时在“胺”字之前加上烃基的名称即可。仲胺和叔胺中，当烃基相同时，在烃基名称之前加词头“二”或“三”。例如：

CH_3NH_2　甲胺　$(CH_3)_2NH$　二甲胺　$(CH_3)_3N$　三甲胺

$C_6H_5NH_2$　苯胺　$(C_6H_5)_2NH$　二苯胺　$(C_6H_5)_3N$　三苯胺

而仲胺或叔胺分子中烃基不同时，命名时选最复杂的烃基作为母体伯胺，小烃基作为取代基，并在前面冠以“*N*”，突出它是连在氮原子上。例如：

$CH_3CH_2CH_2N(CH_3)CH_2CH_3$　*N*－甲基－*N*－乙基丙胺（或甲乙丙胺）

$C_6H_5N(CH_3)_2$　*N*,*N*－二甲基苯胺

季铵盐和季铵碱，如4个烃基相同时，其命名与卤化铵和氢氧化铵的命名相似，称为卤化四某铵和氢氧化四某铵；若烃基不同时，烃基名称由小到大依次排列。例如：

季铵盐和季铵碱：$(CH_3)_4N^+Cl^-$　氯化四甲铵；$(CH_3)_4N^+OH^-$　氢氧化四甲铵

二、物理性质

1. 状态

低级脂肪胺，如甲胺、二甲胺和三甲胺等，在常温下是气体，丙胺以上是液体，十二胺以上为固体。芳香胺是无色高沸点的液体或低熔点的固体，并有毒性。

2. 沸点

同分异构体的伯、仲、叔胺，其沸点依次降低。这是因伯、仲胺分子之间可形成氢键，叔胺则不能。例如丙胺、甲乙胺和三甲胺的沸点分别为48.7℃、36.5℃和2.5℃。

3. 水溶性

低级的伯、仲、叔胺都有较好的水溶性。因为它们都能与水形成氢键。随着分子量的增加，其水溶性迅速减小。

三、化学性质

1. 碱性

胺分子中氮原子上的未共用电子对，能接受质子，因此胺呈碱性。

$(CH_3)_2NH > CH_3NH_2 > (CH_3)_3N > NH_3$

芳香胺的碱性是：

NH_3 > 苯胺 > 二苯胺 > 三苯胺

2. 氧化反应

胺易被氧化，例如过氧化氢或过氧酸可氧化脂肪族伯、仲、叔胺，分别生成肟、羟胺和*N*－氧化胺。

芳香族胺更容易被氧化。在空气中长期存放芳胺时，芳胺则被空气氧化，生成黄、红、棕色的复杂氧化物。其中含有醌类、偶氮化合物等。因此在有机合成中，如果要氧化芳胺环上其他基团，则必须首先要保护氨基，否则氨基更易被氧化。

3. 酰基化和磺酰化反应（兴斯堡反应）

伯胺或仲胺与酰基化试剂，发生酰基化反应，生成*N*－取代酰胺或*N*,*N*－二取代酰胺。因叔胺氮原子上没有氢原子，所以不能发生酰化反应。

$RNH_2 + (RCO)_2O \longrightarrow RCONHR + RCOOH$

$R_2NH + (RCO)_2O \longrightarrow RCONR_2 + RCOOH$

利用胺的酰化反应可以在有机合成中“保护氨基”。伯胺和仲胺还可以和苯磺酰氯发生磺酰化反应，利用此反应来分离提纯或鉴别伯、仲、叔胺。

4. 与亚硝酸的反应

脂肪族伯胺与亚硝酸反应，生成醇、卤代烃和烯烃等混合物，并定量放出氮气。可利用此反应定量放出的氮气，对脂肪伯胺进行定量分析。

芳香伯胺在过量强酸溶液中，在低温下与亚硝酸反应，可生成在0℃左右较稳定的重氮盐。

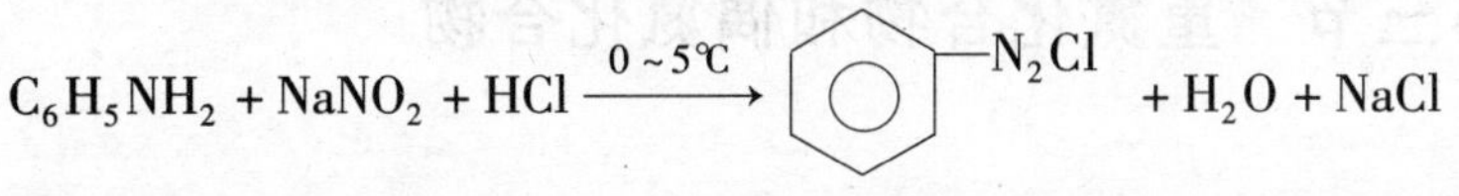

脂肪族或芳香族仲胺，可与亚硝酸作用都生成不溶于水的黄色油状物*N*－亚硝基仲胺。

脂肪族叔胺由于氮原子上没有氢原子，只能与亚硝酸作用，生成不稳定的水溶性亚硝酸盐。此盐有碱处理后，又重新得到游离的脂肪族叔胺。

$R_3N + HNO_2 \longrightarrow R_3NHNO_2$

芳香族叔胺与亚硝酸作用，不生成盐，而是在芳环上引入亚硝基，生成对亚硝基芳叔胺。如对位被其他基团占据，则亚硝基在邻位上取代。

芳环上的亲电取代反应：

（1）卤代反应

苯胺与卤素的反应很迅速。例如苯胺与溴水作用，在室温下立即生成2,4,6－三溴苯胺。

（2）硝化反应

例如：

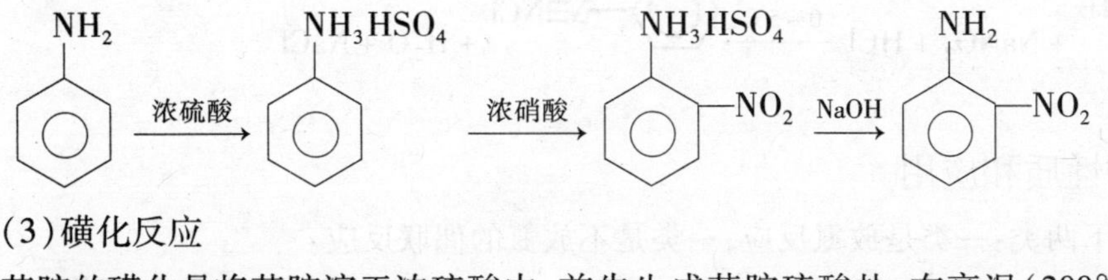

（3）磺化反应

苯胺的磺化是将苯胺溶于浓硫酸中，首先生成苯胺硫酸盐，在高温（200℃）加热脱水并重排，生成对氨基苯磺酸。

四、重要的胺

1. 甲胺、二甲胺、三甲胺

甲胺、二甲胺、三甲胺在常温下都是无色气体,有特殊气味。易溶于水,水溶液呈碱性,能与酸成盐。

2. 苯胺

苯胺在常温下是无色油状液体,微溶于水,易溶于有机溶剂,可随水蒸气挥发。所以合成苯胺可用水蒸气蒸馏方法进行纯化。苯胺有毒。

3. 胆碱

胆碱是季铵碱类化合物,具有碱性。胆碱是易吸湿的白色结晶,易溶于水和醇。临床常用胆碱治疗肝炎、肝中毒等疾病。胆碱分子中羟基被乙酰基取代生成的酯,称为乙酰胆碱。

4. 新洁尔灭

化学名为溴化二甲基十二烷基苄基铵,属于季铵盐类化合物。常温下为淡黄色胶体,芳香而味苦,易溶于水、醇,水溶液呈碱性。医药上通常用其0.1%的溶液作为外科手术器械的消毒剂。

第三节　重氮化合物和偶氮化合物

一、分类和命名

重氮化合物和偶氮化合物都含有—N = N—原子团。该官能团的一端与烃基相连,另一端与非碳原子相连或不与其他的原子或原子团相连的化合物,称为重氮化合物。如:

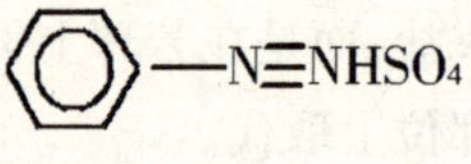

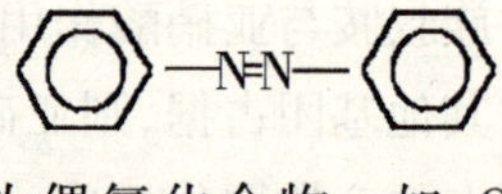

如:CH_3—N = N—CH_3

—N = N—官能团两端都分别与烃基相连的化合物,称为偶氮化合物。如:CH_3—N = N—CH_3

二、重氮化合物的制备

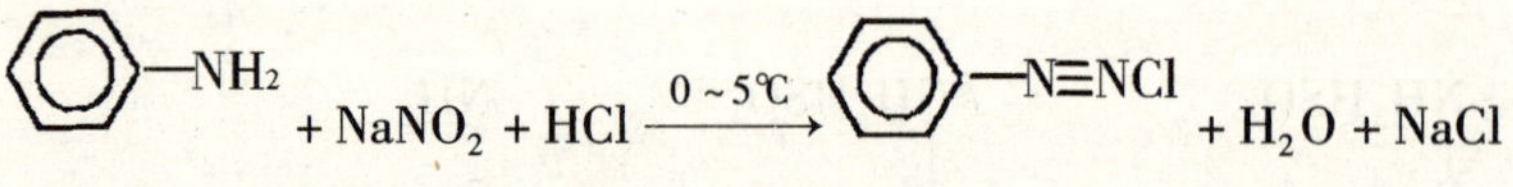

三、重氮盐的性质和应用

主要有如下两类:一类是放氮反应,一类是不放氮的偶联反应。

1. 取代反应

这是重氮基被其他原子或原子团取代,并在同时放出氮气的一类反应。重氮盐在亚铜盐的催化下，重氮基被氯、溴、氰基取代，分别生成氯苯、溴苯和苯腈，同时放出氮气，此反应称为桑德迈尔反应。

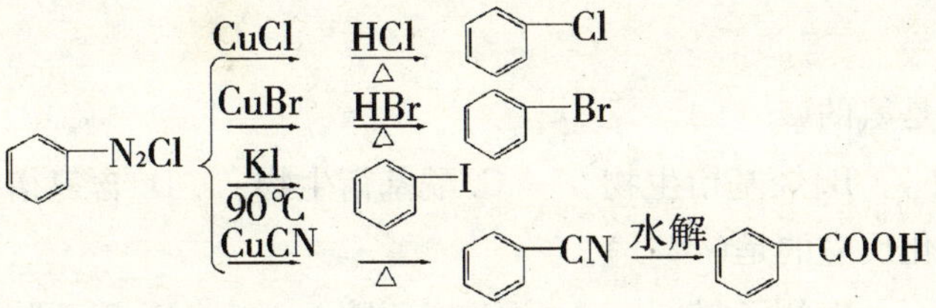

2. 偶联反应

重氮盐在低温下与苯酚或芳胺作用，生成有色的偶氮化合物的反应，称为偶联反应。

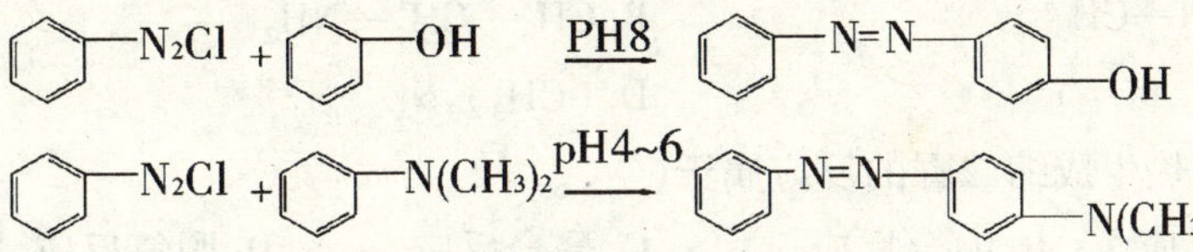

偶氮化合物是一类有颜色的化合物，有些可直接作染料或指示剂。在有机分析中，常利用偶联反应产生的颜色来鉴定具有苯酚或芳胺结构的药物。

习题九　含氮化合物

一、填空题

1. 含氮化合物指________和________直接相连而成的化合物。

2. 根据氮原子所连烃基种类的不同，胺可分为________和________。

3. 根据胺分子中氮原子所连的烃基数目不同，胺可分为________、________和________三类。

4. 脂肪胺的碱性________氨，而芳香胺的碱性________氨。

5. 能发生酰化反应的是________胺和________胺，不能发生酰化反应的是________胺。

6. 胺由于分子中具有________基而呈碱性。

7. 在季铵化合物中，氮原子上的 4 个________都用于成键，因而具有________结构。

8. 将 NH_3，CH_3CONH_2，CH_3NH_2 的 pH 值由小到大排列的顺序是________。

9. 苯胺俗称________。它是一种无色油状液体，微溶于水，易溶于________中，苯胺的毒性较大，苯胺与溴水反应生成________可作鉴别实验。

10. 伯胺与硝酸反应生成________和放出________，仲胺与硝酸反应生成________和水，脂肪叔与硝酸反应生成________。

11. 胆碱属于________，最初从________发现，具有________性，能调节肝的脂肪代谢，有________作用。

12. 尿素加热至熔点以上发生________反应，生成________，此生成物可溶于碱，再加入少量稀硫酸铜溶液显________色，这一显色反应可用于鉴别________、________等物。

13. 磺胺的基本结构是________，又叫________。

14. 苯胺和氨一样有________性，能与盐酸作用生成________，向以上溶液中加入氢氧化钠,能使________游离出来,反应方程式为________。

二、选择题

1. 胺可以看作是氨的(　　)。

A. 氨基衍生物　B. 烃基衍生物　C. 酰基衍生物　D. 含氮衍生物

2. 不能发生酰化反应的是(　　)。

A. 甲胺　B. 甲乙胺　C. 二乙胺　D. 三乙胺

3. 与 HNO_3 反应生成 N_2 和醇的是(　　)。

A. $CH_3—NH—CH_3$　B. $CH_3—CH_2—NH_2$

C. NH_3　D. $(CH_3)_3N$

4. 由尿素加热生成缩二脲的反应属于(　　)。

A. 缩二脲反应　B. 缩合反应　C. 聚合反应　D. 脱氨反应

5. 酰胺在碱性条件下水解的产物是(　　)。

A. 羧酸和氮气　B. 羧酸和铵盐　C. 羧酸铵　D. 羧酸盐和氨气

6. 外科手术中消毒用的新洁尔灭属于(　　)。

A. 磺胺　B. 酰胺　C. 胺　D. 季铵盐

7. 只用一种试剂既可鉴别乙酸、甘油、乙醛、缩二脲的试剂是(　　)。

A. 碱性 $CuSO_4$　B. $FeCl_3$　C. $AgNO_3$　D. 酚酞

8. 缩二脲反应在何种溶液中进行(　　)。

A. 碱性　B. 酸性　C. 中性　D. 任何溶液

9. 关于苯胺性质的叙述,下列不正确的是(　　)。

A. 易被空气中的氧气氧化　B. 与酸作用生成季铵盐

C. 与酸酐反应生成酰胺　D. 与溴水作用产生白色沉淀

10. 下列叙述正确的是(　　)。

A. 胺都能发生酰化反应生成酰胺

B. 季铵碱是弱碱

C. 尿素与碱性 $CuSO_4$ 溶液作用显紫红色

D. 氨基连在伯碳原子上的胺为伯胺

11. 下列显碱性的基团有(　　)。

A. $—NH_2$　B. $—OH$　C. $—COOH$　D. $—CONH_2$

12. 下列属于胺类化合物的是(　　)。

A. $CH_3—CH_2—NH_2$　B. $CH_3—NO_2$

C. CH_3CONH_2　D. $CH_3CONHCH_3$

13. 关于尿素性质的叙述不正确的是(　　)。

A. 有弱碱性　B. 溶于水

C. 能发生缩二脲反应　D. 在一定条件下能水解

14. 甲胺的官能团是(　　)。

A. 甲基　　B. 氨基　　C. 次氨基　　D. 亚氨基

15. 脲与草酸发生的反应属于(　　)。

A. 氧化　　B. 成盐　　C. 还原　　D. 加成

三、命名或写结构

1. *N*,*N*－二甲基苯胺
2. 苯甲酰胺
3. 溴化四甲铵
4. 三甲胺
5. 甲乙胺
6. 尿素
7. $(CH_3CH_2)_4NBr$
8. $CH_3CH_2CH(CH_3)NH_2$
9. $(CH_3CH_2)_2NCH(CH_3)_2$
10. $CH_3CONHCH_2CH_3$

四、用化学方法区别化合物

1. 鉴别:苯酚、苯胺、甲苯
2. 鉴别:甲胺、二甲胺、三甲胺
3. 用化学方法鉴别苯酚、苯胺、苯甲酸、甲苯

第十章　杂环化合物和生物碱

Ⅰ. 学习目标

①了解杂环化合物的命名、分类和结构。

②了解杂环化合物的化学性质。

③了解生物碱的概念和化学性质。

Ⅱ. 重点、难点

①重点:杂环化合物的命名、分类和结构。

②难点:杂环化合物的命名、分类和结构。

Ⅲ. 总结

第一节　杂环化合物

一、定义、分类和命名法

(一)定义

分子中含有由碳原子和其他原子共同组成的环的化合物称为杂环化合物。杂环中的非碳原子称为杂原子,最常见的杂原子有 *N*、*O*、*S* 等。

(二)分类

根据环数的多少分为单杂环和多杂环;单杂环又可根据成环原子数的多少分为五元杂环及六元杂环等;多杂环稠杂环、桥杂环及螺杂环,其中以稠杂环较为常见。

(三)命名

杂环化合物的名称包括杂环母体及环上取代基两部分。杂环母环的命名有音译法和系统命名法两种。

1. 音译法

它是用外文谐音汉字加"口"偏旁表示杂环母环的名称。如呋喃等。

2. 系统命名法

它是把杂环看作杂原子转换了相应碳环中的碳原子,命名时以相应的碳环为母体,在碳环名称前加上杂原子的名称,称为"某(杂)某"。如吡啶称为氮(杂)苯,喹啉称为 1 - 氮(杂)萘。

3. 杂环母环的编号规则

①含 1 个杂原子的杂环,从杂原子开始用阿拉伯数字或从靠近杂原子的碳原子开始用希腊字母编号。

②如有几个不同的杂原子时,则按 O、S、—NH—、—N = 的先后顺序编号,并使杂原子的编号尽可能小。

③有些稠杂环母环有特定的名称和编号原则。

例:

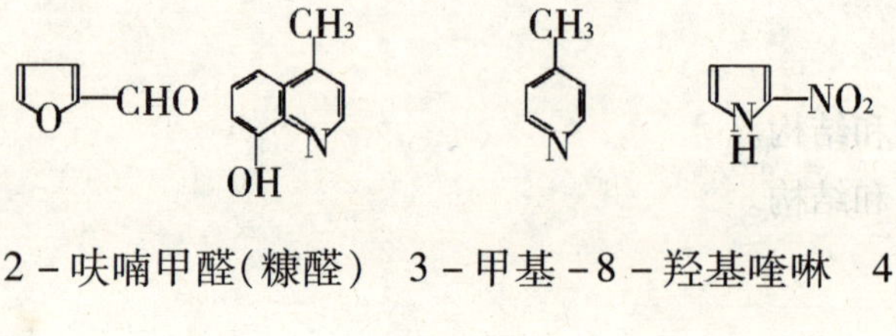

2 - 呋喃甲醛(糠醛)　3 - 甲基 - 8 - 羟基喹啉　4 - 甲基吡啶　2 - 硝基吡咯

二、五元杂环化合物

1. 结构与芳香性

亲电取代反应活性为：吡咯 > 呋喃 > 噻吩 > 苯。

(1) 卤代反应

吡咯、呋喃和噻吩在室温与氯或溴反应很激烈，得到多卤代产物。若要得到一氯代和一溴代产物，需用溶剂稀释并在低温下进行反应。

(2) 硝化反应

吡咯和呋喃在强酸性条件下会由于质子化，而破坏环和芳香性，进而聚合成树脂状物质。噻吩用混酸作硝化剂时，共轭体系也会被破坏。因此它们的硝化反应需用较缓和的硝酸乙酰酯作硝化剂并在低温下进行。

(3) 磺化反应

吡咯和呋喃的磺化反应也需在较缓和的条件下进行，常用吡啶与三氧化硫的混合物作磺化剂。

(4) 还原反应

吡咯、呋喃和噻吩均可进行催化加氢反应，被还原为饱和的杂环化合物，并失去芳香性。

2. 重要的衍生物

①血红素：血红素是吡咯的重要衍生物，它的基本骨架是卟吩环。

②叶绿素：它是绿色植物叶的和绿色基中特有的色素，与蛋白质等结合构成叶绿体，直接参与植物的光合作用，使太阳能转变为化学能，将二氧化碳和水合成为糖类。

③呋喃坦啶。

④呋喃丙胺。

三、六元杂环化合物

结构与芳香性

1. 碱性

吡啶分子的氮原子上有 1 对未参与共轭的电子，能结合 H^+ 而显碱性，吡啶的碱性比脂肪胺和氨弱，而近似于芳胺。

2. 亲电取代反应

主要发生在 β - 位。

3. 氧化还原反应

吡啶环上的电子云密度因氮原子的存在而降低，因此环对氧化剂比较稳定。当环上有烃基时，烃基容易被氧化。吡啶比苯容易还原，在常压下就可以被还原为六氢吡啶。

4. 重要吡啶衍生物

烟酸和烟酰胺：烟酸是维生素 B 族中的一种，能促进细胞的新陈代谢，并有血管扩张作用。烟酰胺是辅酶 I 的组成成分，作用与烟酸相似。

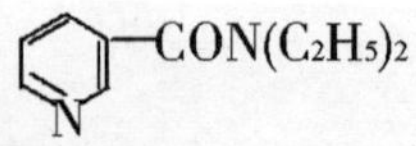

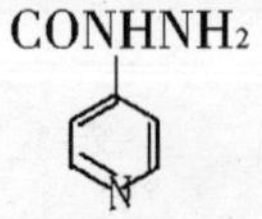

尼可刹米和异烟肼：尼可米刹又名可拉明，为呼吸中枢兴奋药，用于中枢性呼吸和循环衰竭。异烟肼又名雷米封，为抗结核病药。

四、稠杂环化合物

（一）吲哚

吲哚为白色结晶，可溶于热水、乙醇及乙醚，有极臭的气味，但纯吲哚在浓度极稀时，有花的香味，可作香料用。吲哚使浸有盐酸的松木片显红色。

吲哚具有芳香性，性质与吡咯相似。酸性（$pK_a=17.0$）与吡咯相当。其亲电取代反应在杂环上进行，取代基主要进入β位。

（二）喹啉和异喹啉

喹啉为无色油状液体，有特殊气味。异喹啉为无色油状液体。它们微溶于水，易溶于有机溶剂。喹啉（$pK_a=4.90$）的碱性比吡啶弱，异喹啉（$pK_a=5.42$）的碱性比吡啶强。

（三）嘌呤

嘌呤为无色结晶，易溶于水，难溶于有机溶剂。嘌呤既有碱性（$pK_a=2.30$）又有弱酸性（$pK_a=8.90$），因此能分别与强酸或强碱生成盐。

第二节　生物碱

一、生物碱概念

生物碱又称植物碱。生物体内的碱性含氮有机化合物。大多数存在于植物体中，个别存在于动物体内。具环状结构，难溶于水，与酸可形成盐，有一定的旋光性与吸收光谱，大多有苦味，呈无色结晶状，少数为液体。生物碱有几千种，由不同的氨基酸或其直接衍生物合成而来，是次级代谢物之一，对生物机体有毒性或强烈的生理作用。

二、生物碱性质及重要的生物碱

1. 碱性

$$\text{生物碱} \underset{NaOH}{\overset{HCl}{\rightleftharpoons}} \text{生物碱盐}$$

2. 沉淀反应

生物碱可以与很多试剂作用，生成简单盐或络盐的有色沉淀，而从水溶液或酸溶液中沉淀出来，这类反应称为沉淀反应。

3. 显色反应

生物碱都能和一些试剂反应呈现出不同颜色，其颜色随各种生物碱而各有特征，利用这一点可作生物碱的鉴别。

习题十 杂环化合物、生物碱和羟酸衍生物

一、填空题

1. 酰氯和酸酐都能提供________。是常用的________剂。苯胺和乙酐能发生反应，生成________和________。

2. 伯胺和仲胺都能与乙酰氯或乙酐反应生成__________，叔胺的________基上不连氢原子，不能发生________反应。

3. 苯扎溴铵是医药上常用的________剂，属于__________化合物。人体中的胆碱和乙酰胆碱都是________类化合物。

4. 酰胺分子中，由于________基与________基直接相连，使其碱性____________，酰胺一般为________性化合物。

5. 结构为 R—CO—NH_2的酰胺在酸或碱催化下能发生水解反应。酰胺在酸催化下水解生成________和________，在碱催化下水解生成________和________。

6. 由碳原子和________________________共同构成环状化合物叫做杂环化合物。环中________叫做杂原子。常见的杂原子有________、________、________。

7. 杂环化合物常根据环的大小和数目分类。常见的杂环为________和________。

8. 生物碱呈__________性，难溶于水，它可以和酸作用生成易溶于水的______________________________________。临床上使用的生物碱药物一般都制成________。

二、选择题

1. 下列物质能水解生成 CO_2和 NH_3的是(　　)。

A. 乙酰胺　　B. 甲酰苯胺　　C. 尿素　　D. 二甲胺

2. 下列物质不能发生水解反应的是(　　)。

A. 尿素　　B. 醋酸乙酯　　C. 麦芽糖　　D. *N*－基苯胺

3. 下列物质中不含酰基的是(　　)。

A. 苯甲酸　　B. 丙酸乙酯　　C. 乙酐　　D. 苯甲醇

4. 下列能发生缩二脲反应的是(　　)。

A. 尿素　　B. 蛋白质　　C. 氨基酸　　D. 苯胺

5. 下列化合物不能再水解的是(　　)。

A. 尿素　　B. 乙酸乙酯　　C. 苯胺　　D. 乙酰苯胺

6. 乙酰苯胺分子中具有(　　)。

A. 酯键　　B. 醚键　　C. 羰基　　D. 酰胺键

7. 常用的酰化剂是(　　)。

A. 乙酰氯　　B. 乙酸　　C. 乙酸钠　　D. 乙酸乙酯

8. 苯胺、甲胺和氨三者碱性由强到弱排列顺序正确的是(　　)。

A. 苯胺 > 甲胺 > 氨　　B. 氨 > 苯胺 > 甲胺

C. 苯胺 > 氨 > 甲胺　　D. 甲胺 > 氨 > 苯胺

三、命名和写出结构

1. 1,4 - 丁二胺　　2. 二苯胺

3. 吡咯　　4. 呋喃

5. 吡啶　　6. $CH_3—NH_2$

7. $CH_3—NH—CH_3$　　8. $CH_3—NH—CH_2CH_3$

9. CH_3CONH_2　　10. $CH_3CONHCH_3$

第十一章　糖类化合物

Ⅰ. 学习目标

①熟悉糖类分类和结构。

②掌握单糖的化学性质。

③了解重要的单糖。

Ⅱ. 重点、难点

①重点:葡萄糖的结构;单糖的化学性质。

②难点:葡萄糖的结构;单糖的化学性质。

Ⅲ. 总结

第一节　单糖

一、单糖的组成及结构

1. 葡萄糖的组成及结构

链状结构式;氧环式结构;哈沃斯结构。

由元素分析和分子量测定确定了葡萄糖的分子式为 $C_6H_{12}O_6$。

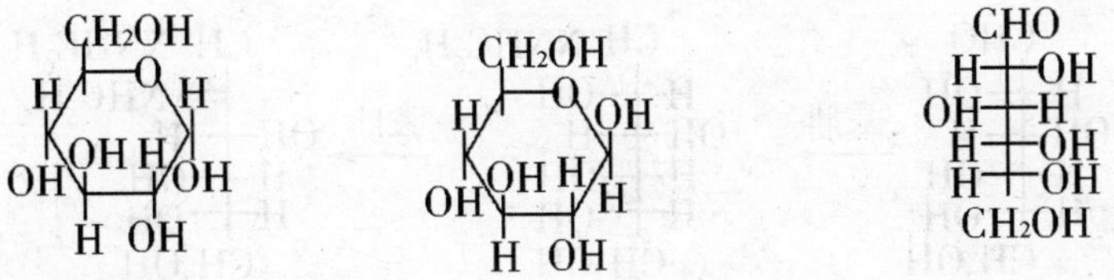

2. 果糖的组成及结构

果糖的分子式也是 $C_6H_{12}O_6$，是葡萄糖的同分异构体。果糖是己酮糖，其结构式中 C_3、C_4、C_5 的构型与葡萄糖相同。

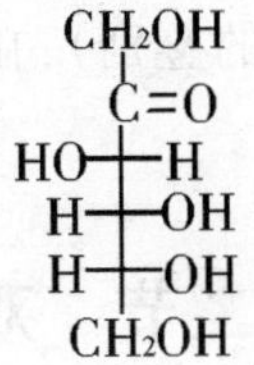

二、单糖的化学性质

1. 差向异构体

将 *D* - 葡萄糖用稀碱处理时，可得到 *D* - 葡萄、*D* - 甘露糖和 *D* - 果糖这三种糖的混合物，这种现象称为差向异构体。

2. 氧化反应

醛糖的分子中含有醛基，所以容易被弱氧化剂氧化，能将斐林试剂还原生成氧化亚铜砖红色沉淀，能将多伦试剂还原生成银镜。此外还有一种弱氧化剂叫做班氏试剂也能被醛糖还原生成氧化亚铜砖红色沉淀，常在临床检验中使用。例：

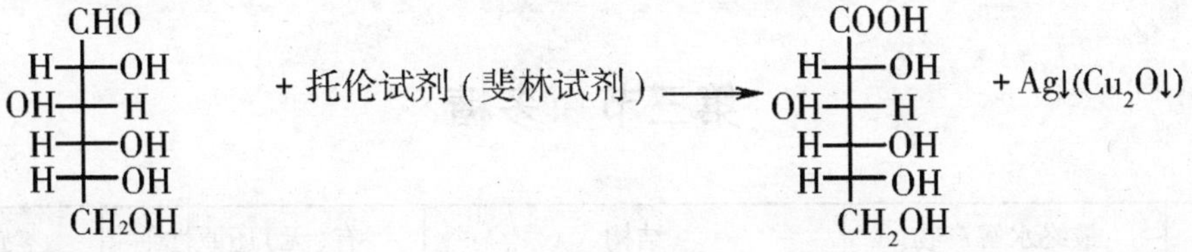

3. 还原反应

在活性镍催化下，葡萄糖或果糖都可以在碱性及一定条件下被氢化，羰基被还原成相应的羟基，结果生成山梨醇和甘露醇。

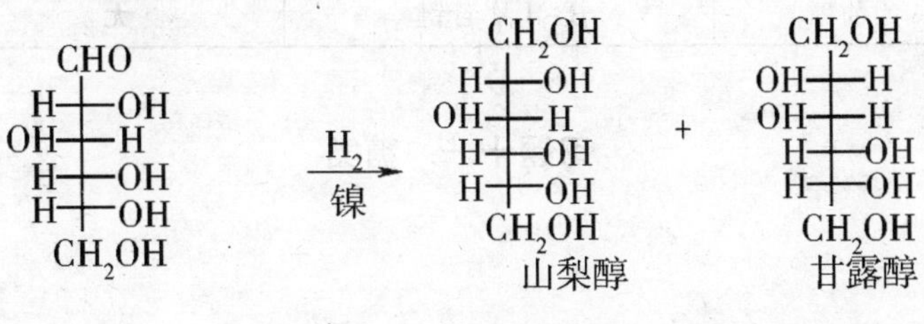

4. 成脎反应

单糖具有醛或酮羰基，可与苯肼反应，首先生成腙，在过量苯肼存在下，α - 羟基继续与苯肼作用生成不溶于水的黄色晶体，称为糖脎。

5. 脱水反应（显色反应）

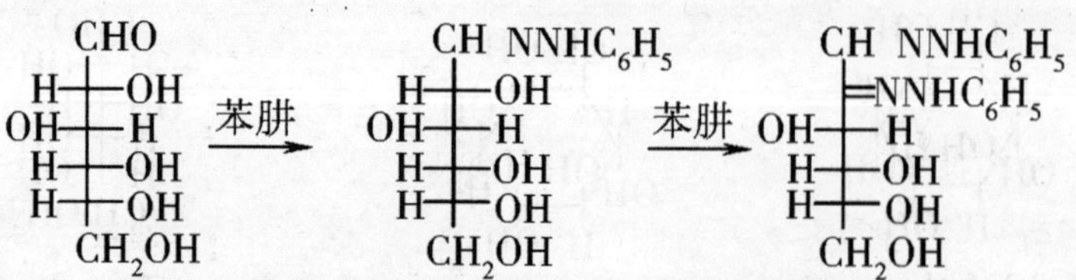

莫利许反应(作为糖类和其他有机物的鉴别):在糖的水溶液中加入α-萘酚的醇溶液,然后沿着试管壁再缓慢加入浓硫酸,不得振荡试管,此时在浓硫酸和糖的水溶液交界处能产生紫红色。

塞利瓦诺夫反应(作为醛糖和酮糖的鉴别):在醛糖和酮糖中加入塞利瓦诺夫试剂,加热,酮糖能产生鲜红色,而醛糖则不能。

第二节 双糖

名称	水解产物	结构	有(无)还原性
蔗糖	α-葡萄糖 β-果糖	α,β-1,2 苷键	无
麦芽糖	2α-葡萄糖	α-1,4 苷键	有
乳糖	α-葡萄糖 β-半乳糖	β-1,4 苷键	有

第三节 多糖

名称	最终水解产物	结构	有(无)还原性	鉴别方法
淀粉	α-葡萄糖	α-1,4 苷键 α-1,6 苷键	无	有
糖原	α-葡萄糖	α-1,4 苷键 α-1,6 苷键	无	有
纤维素	β-葡萄糖	β-1,4 苷键	无	有

习题十一 糖类

一、填空题

1. 淀粉的结构单位是________,纤维素的结构单位是________。

2. 正常人体血糖浓度是________mmol/L 或________g/L,临床上一般用于静脉注射的葡萄糖浓度是________g/L。

3. 单糖是________水解的糖,二糖是水解生成________单糖的糖,多糖是水解生成

________单糖的糖。

4. 从糖的结构和性质讲,糖是________或________以及它们的________,根据水解情况糖分为________,________,________三类。

5. 从结构上看,单糖是________。根据单糖分子中碳原子数目和官能团分类,葡萄糖属于________,果糖属于________,核糖属于________。

6. 单糖都能与________反应生成银镜,与________反应生成________色的 CuO_2沉淀,所以均属于________糖。

7. 在葡萄糖溶液中加入托伦试剂并加热,将会出现_________,说明葡萄糖分子中含有________基,具有________性。临床上常用________检验病人尿液中的葡萄糖,而检验病人尿液中的丙酮可用________作试剂。

二、选择题

1. 能发生银镜反应的物质是(　　)。

A. 果糖　B. 蔗糖　C. 淀粉　D. 糖原

2. 下列属于糖类化合物的是(　　)。

A. 淀粉　B. 蛋白质　C. 尿素　D. 肥皂

3. 既能发生水解反应,又能发生银镜反应的物质是(　　)。

A. 蔗糖　B. 葡糖甲苷　C. 麦芽糖　D. 乙酸乙酯

4. 下列属于还原糖的是(　　)。

A. 蔗糖　B. 乳糖　C. 糖原　D. 淀粉

5. 能发生班氏反应的物质是(　　)。

A. 葡萄糖　B. 蔗糖　C. 糖原　D. 淀粉

6. 以下属于单糖的是(　　)。

A. 蔗糖　B. 麦芽糖　C. 乳糖　D. 葡萄糖

7. 下列属于糖类化合物的是(　　)。

A. 淀粉　B. 蛋白质　C. 尿素　D. 肥皂

8. 下列各组糖中互为同分异构体的是(　　)。

A. 蔗糖和半乳糖　B. 乳糖和半乳糖

C. 麦芽糖和乳糖　D. 糖原和淀粉

9. 临床上检验尿糖所用试剂为(　　)。

A. 费林试剂　B. 班氏试剂　C. 土伦试剂　D. 希夫试剂

10. 对淀粉和纤维素叙述错误的是(　　)。

A. 它们是同分异构体　B. 都符合通式$(C_6H_{10}O_5)_5$

C. 都没有还原性　D. 都是天然高分子化合物

三、写出结构式

1. 写出 *D* – 葡萄糖的开链式结构。

2. α－D－葡萄糖哈沃斯式。

3. β－D－葡萄糖哈沃斯式。

第十二章　氨基酸、蛋白质和核酸

Ⅰ. 学习目标

①熟悉氨基酸分类、结构和命名。

②掌握氨基酸的化学性质和鉴别。

③了解重要的氨基酸。

Ⅱ. 重点、难点

①重点：氨基酸的化学性质。

②难点：氨基酸的化学性质。

Ⅲ. 总结

第一节　氨基酸

一、分类、结构和命名

分子中既含有氨基又含有羧基的双官能团化合物称为氨基酸。

根据氨基酸分子中所含氨基和羧基的相对数目，可将氨基酸分为中性氨基酸、碱性氨基酸和酸性氨基酸。

α－氨基酸是蛋白质的基本组成单位。蛋白质在酸、碱或酶的作用下，能逐步水解成比较简单的分子，最终产物是各种不同的α－氨基酸。水解过程可表示如下：蛋白质→脲→多肽→二肽→α－氨基酸。由蛋白质水解所得到的α－氨基酸共有20多种，各种蛋白质中所含氨基酸的种类和数量都各不相同。有些氨基酸在人体内不能合成，只能依靠食物供给，这种氨基酸叫做必需氨基酸(8种)。

氨基酸的系统命名法是以羧酸为母体，氨基作为取代基。氨基所连的位次以阿拉伯数字表示，也可用希腊字母表示。一些常见的氨基酸除系统命名法之外，也常用俗名。例如：

2－氨基丙酸(丙氨酸)　2,6－二氨基己酸(赖氨酸)

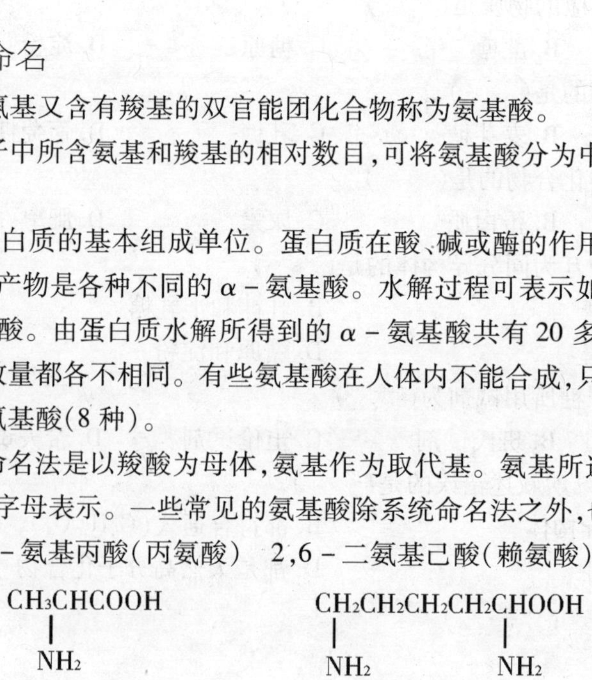

二、氨基酸的性质

1. 两性与等电点

氨基酸分子中,含有氨基和羧基,一个是碱性基团,一个是酸性基团,两者可相互作用而成盐,这种盐称为内盐。内盐分子中,既有带正电荷的部分,又有带负电荷的部分,所以又称两性离子。

$$\underset{\displaystyle NH_2}{\underset{|}{R\,CH}}COOH \longrightarrow \underset{\displaystyle NH_3^+}{\underset{|}{R\,CH}}COO^-$$

这种氨基酸在碱式电离和酸式电离相等时的 pH 值,称为该氨基酸的等电点。用 pI 表示。由于不同的氨基酸分子中所含的氨基和羧基的数目不同,所以它们的等电点也各不相同。一般说来,酸性氨基酸的等电点为 2.8 ~ 3.2;中性氨基酸的等电点为 4.8 ~ 6.3;碱性氨基酸的等电点为 7.6 ~ 11。

2. 与茚三酮反应

α - 氨基酸的水溶液与茚三酮水溶液加热,能发生显色反应,这是鉴别 α - 氨基酸最灵敏、最简单的方法。

3. 受热反应

α - 氨基酸受热后,2 分子脱水生成环状交酰胺。

4. 羧基

羧基方面的性质。

5. 氨基

氨基方面的性质。

第二节　蛋白质

一、定义及概述

蛋白质是由氨基酸通过肽键连接而成的高分子化合物,也是多肽,人们通常把分子量低于 10000 的视为多肽,高于 10000 的称为蛋白质。

由于蛋白质中大多数的含氮量都近似为 16%,即任何生物样品中,每克氮相当于 6.25 克蛋白质。6.25 称为蛋白质系数。

二、蛋白质的组成

蛋白质是由 C、H、O、N 组成,一般蛋白质可能还会含有 P、S、Fe、Zn、Cu、B、Mn、I 等。

三、蛋白质结构

蛋白质一级结构:指蛋白质中共价连接的氨基酸残基的排列顺序。

蛋白质二级结构常见的有 α－螺旋和 β－折叠。二级结构是通过骨架上的羰基和酰胺基团之间形成的氢键维持。

蛋白质三级结构：三级结构是在二级结构的基础上进一步盘绕、折叠形成的。三级结构主要是靠氨基酸侧链之间的氢键、二硫键、范德华力和盐键（离子键）维持。

蛋白质四级结构：多亚基蛋白质的三维结构。

四、蛋白质性质

1. 蛋白质的两性和等电点

蛋白质是重要的生物大分子，其组成单位是氨基酸。组成蛋白质的氨基酸有 20 种，均为 α－氨基酸。由于氨基酸含有酸性的羧基和碱性的氨基，所以既是酸又是碱，是两性化合物。当蛋白质所处环境的 pH 大于 pI（等电点）时，蛋白质分子带负电荷，pH 小于 pI 时，蛋白质带正电荷，pH 等于 pI 时，蛋白质所带净电荷为零，此时溶解度最小。

2. 蛋白质的变性

在某些物理或化学因素作用下，使蛋白质的空间构象破坏，导致蛋白质某些性质改变。

蛋白质变性后的方面：

①生物活性丧失；

②某些理化性质的改变；

③生物化学性质的改变。

3. 蛋白质的盐析

向蛋白质溶液中加入某些浓的无机盐溶液后，可以使蛋白质凝聚而从溶液中析出，这种作用就叫做盐析。盐析是一个可逆的过程。利用这个性质，可以采用多次盐析的方法来分离、提纯蛋白质。

4. 呈色反应

①缩二脲反应：蛋白质在碱性溶液中与硫酸铜作用呈现紫红色，称缩二脲反应。凡分子中含有两个以上—CO—NH—键的化合物都呈此反应。

②茚三酮反应：产生蓝紫色反应，由于蛋白质是由许多 α－氨基酸组成的，所以也呈此颜色反应。

③米伦反应。

④黄蛋白反应：蛋白质遇浓硝酸会变黄，这一反应为苯丙氨酸、酪氨酸、色氨酸等含苯环的氨基酸所特有。

习题十二　氨基酸和蛋白质

一、填空题

1. 组成蛋白质的 20 种氨基酸都是________。

2. 氨基酸分子中因含有________和________官能团，所以它既具有________性，又具有________性。

3. 氨基酸可根据连接的________基团不同，分为________族氨基酸、________族氨基酸和________氨基酸。

4. 当某氨基酸在溶液中以两性离子存在时，这时溶液的 pH 称为氨基酸的________。

5. 蛋白质主要由________、________、________、________ 4 种元素构成，蛋白质的主要特征是含有________元素，其含量为________，蛋白质系数为________。

6. 酸性氨基酸的等电点________7，碱性氨基酸的等电点________7，中性氨基酸的等电点________7。

7. 蛋白质分子的主键是________。

二、选择题

1. 在组成蛋白质的氨基酸中，人体必需的氨基酸有(　　)。

A. 6 种　　B. 7 种　　C. 8 种　　D. 9 种

2. 在多肽链中，氨基酸相互连接的主键是(　　)。

A. 氢键　　B. 离子键　　C. 二硫键　　D. 肽键

3. 临床利用蛋白质受热凝固的性质检验患者尿中的蛋白质，这是属于蛋白质的(　　)。

A. 水解反应　　B. 变性作用　　C. 显色反应　　D. 盐析作用

4. 蛋白质在强碱性溶液中，遇 $CuSO_4$ 溶液显(　　)。

A. 紫色　　B. 红色　　C. 蓝色　　D. 绿色

5. 浓硝酸溅到手上，皮肤显黄色，再加氨水后，又变成橙色的反应是(　　)。

A. 缩二脲反应　　B. 黄蛋白反应　　C. 水解反应　　D. 变性

6. 向蛋白质溶液中加入大量 Na_2SO_4 溶液，使蛋白质沉降析出的过程是(　　)。

A. 聚沉　　B. 盐析　　C. 变性　　D. 胶凝

7. 下列关于变性蛋白质的叙述，错误的是(　　)。

A. 溶解度减小　　B. 凝固后不能重新溶解于水中

C. 不容易被消化　　D. 原有的生物活性消失

8. 蛋白质系数是(　　)。

A. 6.25%　　B. 6.25　　C. 16%　　D. 16

三、问答题

1. 蛋白质为什么具有两性，正常人血液的 pH = 7.35 ~ 7.45，若血液中某蛋白质的等电点 pI = 5.0，该蛋白质以什么状态存在？通电后在电场中的移动方向如何？

2. 用化学方法鉴别葡萄糖、淀粉、蛋白质。

3. 用化学方法鉴别氨基酸和蛋白质。

第三部分　分析化学学习指导与习题

第一章　绪论

Ⅰ. 学习目标

①了解分析化学的任务和作用。

②了解分析化学的发展。

③掌握分析化学的分类。

④了解分析过程和步骤。

⑤了解分析化学的学习方法。

Ⅱ. 重点、难点

①重点：分析化学的任务和作用；分析方法的分类。

②难点：分析方法的分类。

Ⅲ. 总结

（一）分析化学的任务和作用

1. 分析化学的任务

①鉴定物质的化学组成；

②测定有关组分的相对含量；

③确定物质的化学结构。

2. 分析化学的作用

①在科学研究及化学学科中的作用；

②在国民经济建设中的作用；

③在医药卫生中的作用；

④在医学药剂专业中的作用。

(二)分析化学的发展

略。

(三)分析方法的分类

1. 按任务分类

①定性分析:鉴定物质的化学组成。

②定量分析:测定有关组分的相对含量。

③结构分析:确定物质的化学结构。

2. 按分析对象分类

①无机分析:分析对象是无机物。

②有机分析:分析对象是有机物,主要是官能团和结构分析。

3. 按分析原理分类

①化学分析:分化学定性分析和化学定量分析。

②仪器分析:光学分析;电学分析;波普分析;色谱分析。

4. 按试样用量分类

①常量分析。

②半微量分析。

③微量分析。

④超微量分析。

第一章　绪论习题

一、选择题

1. 称量0.5g硫化钠测定其含量应采用(　　)。

A. 微量法　　B. 定性法　　C. 痕量法　　D. 常量法

2. 微量分析法的称样量在(　　)g之间。

A. 1 ~ 10　　B. 0.1 ~ 1　　C. 0.001 ~ 0.01　　D. 0.0001 ~ 0.001

3. 无机分析不能鉴定试样是由哪些(　　)组成或构成。

A. 化合物　　B. 元素　　C. 原子团　　D. 官能团

4. 关于分析化学的叙述,下列说法正确的是(　　)。

A. 化学分析只能确定有机物的结构

B. 重量分析和滴定分析统称容量分析

C. 滴定分析是常用的化学定量分析法

D. 随着科学的发展,仪器分析将完全取代化学分析

5. 化学分析是以物质的(　　)为基础的分析方法。

A. 不同对象　　B. 相对组分　　C. 分析任务　　D. 化学反应

二、简答题

1. 简述分析化学与化学分析的区别。
2. 简述分析方法的分类。

第二章　误差和分析数据处理

Ⅰ. 学习目标

①掌握误差的概念、分类及其各自特点、产生原因。
②掌握误差的表示方法、准确与精密度的关系。
③掌握提高分析结果准确度的方法。
④掌握有效数字及其运算规则。
⑤掌握有限量测量数据的统计处理。

Ⅱ. 重点、难点

①重点：误差产生的原因、分类及各自特点、表示方法、减免方法；有效数字的概念、修约规则及运算规则；有限量测量数据的统计处理。

②难点：有效数字的运算规则；有限量测量数据的统计处理。

Ⅲ. 总结

概要

定量分析的任务是准确测定试样中组分的相对含量，因此，要求分析结果必须具有一定的准确度。在定量分析中，必须查出产生误差的原因，采取有效措施减少误差，并对一系列测量数据进行合理处理，对分析结果作出正确、科学的评价，用一定的方式表示分析结果。

(一)误差

- 误差
  - 误差类型
    - 系统误差
      - 产生原因：确定的原因造成的，如所用方法、仪器
      - 特点：对分析结果的影响比较固定
    - 偶然误差
      - 产生原因：偶然因素造成的，如温度、气压的变化
      - 特点：一般的统计规律
  - 表示方法
    - 用误差表示准确度
      - 准确度：分析结果与真实值接近的程度
      - 误差表示方法：绝对误差和相对误差
    - 用偏差表示精确度
      - 精确度：相同条件下，多次测量结果相互接近的程度
      - 表示方法：绝对、平均、相对、平均标准、相对标准偏差
    - 准确度与精确度的关系
      - 高精密度是获得高准确度的必要条件
      - 精密度与准确度都高的测量结果才是可靠的
  - 减免方法
    - 减小系统误差：对照试验、空白试验、校准仪器、严格操作
    - 减小偶然误差：多次测定取平均值

(二)提高分析结果准确度方法

①选择恰当的分析方法。

②减少测量的相对误差。

③检验和消除系统误差的操作方法:

a. 对照试验。

b. 空白试验。

c. 校准仪器和量器。

④改进分析方法。

⑤适当增加平行测定次数,减小随机误差。

⑥正确表示分析结果。

(三)有效数字的定义、性质与计算规则

1. 有效数字

它是指在分析工作中能测量到的并有实际意义的数字,其位数包括所有的准确数字和最后一位可疑数字。

2. 有效数字的修约及运算规则

(1)修约规则

采取"四舍六入五留双"的原则,一次修约到所需要位数,不能分次修约。

(2)运算规则

加减法:结果以小数点后位数最少的数据为依据。
乘除法:结果以有效数字最少的数据为依据。

(四)平均值的精密度与置信区间

1. 平均值的精密度

平均值的精密度可用平均值的标准偏差表示。

对于有限次测定,样本平均值的标准偏差与测量次数成反比:$\overline{S}_X = s_x/\sqrt{n}$。

2. 平均值置信区间

(1)用多次测量的样本平均值 $\overline{X}$,估计真实值的范围

$\mu = \overline{X} \pm u\sigma/\sqrt{n}$

(2)用少量测量值的平均值 $\overline{X}$,估计真实值的范围

$\mu = \overline{X} \pm t_{a,f}s/\sqrt{n}$

(五)可疑数据(逸出值)的取舍

1. Q - 检验法

①将测定值由小到大的顺序排列;

②求出可疑值与其最邻值之差,然后用它除以级差,计算出统计量 Q;

③根据测定次数 n 和所要求的置信度查 Q_p 值表,如 $Q > Q_p$ 弃去可疑值,反之保留。

2. G - 检验法

①计算出包括可疑值在内的平均值和标准偏差；

②计算出 $G=\frac{|x_{可疑值}-\bar{x}|}{s}$；

③根据测定次数 n 和所要求的置信度查 G_p 值表，如 $Q>Q_p$ 弃去可疑值，反之保留。

(六)显著性检验

1. t 检验(检验准确度)

①用 t 检验推测是否存在系统误差或检验平均值与标准值或两组数据之间是否存在显著性差异。

②公式 $t=\frac{|\bar{x}-T|\times\sqrt{n}}{s}$

2. F 检验(检验精密度)

①F 检验法是通过比较两组数据的方差 S^2，以确定它们的精密度之间是否存在显著性差异。

②公式 $F=\frac{s_1^2}{s_2^2}$ $(S_1>S_2)$

3. 使用显著性检验的注意事项

两组数据的显著性差异检验顺序是先进行 F 检验，后 t 检验。如 F 检验存在显著性差异，就没必要再作 t 检验。

第二章 误差和分析数据处理习题

一、选择题

1. 可用于减小测定过程中偶然误差的方法是(　　)。

A. 对照实验　　B. 空白实验　　C. 校正仪器　　D. 增加平行测定次数

2. 对某试样进行平行三次测定，得 CaO 平均含量为 30.60%，而真实含量为 30.30%，则 30.60% ~30.30% =0.30% 为(　　)。

A. 相对误差　　B. 绝对误差　　C. 相对偏差　　D. 绝对偏差

3. 如果分析结果要求达到 0.1% 的准确度，使用灵敏度为 0.1mg 的分析天平称取样品，至少应称取(　　)。

A. 0.1g　　B. 0.2g　　C. 0.05g　　D. 0.5g

4. 下列一组分析结果的平均偏差为(　　)。

55.51　　55.50　　55.46　　55.49　　55.51

A. 55.49　　B. 0.016　　C. 0.028　　D. 0.008

5. 滴定时，不慎从锥形瓶中溅失少许试液是属于(　　)。

A. 系统误差　　B. 偶然误差　　C. 过失误差　　D. 方法误差

6. 用 Q 检验法剔除可疑数据，当(　　)时可以弃去可疑数据。

A. $Q_{计算} \leqslant Q$　　B. $Q_{计算} \geqslant Q$　　C. $Q_{计算} < Q$　　D. $Q_{计算} > Q$

7. 分析实验中由于试剂不纯而引起的误差属于(　　)。

A. 系统误差　　B. 偶然误差　　C. 过失误差　　D. 方法误差

8. 使用 50ml 碱式滴定管，消耗一定体积的标准溶液，记录数据时，正确的记录方法是(　　)。

A. 25ml　　B. 25.00ml　　C. 25.0ml　　D. 2.5×10ml

9. 数字 0.0102340 有(　　)有效数字。

A. 8　　B. 7　　C. 6　　D. 5

10. 分析天平的称量准确度为 0.0002 克，即指分析天平的(　　)是 0.0002 克。

A. 相对偏差　　B. 相对误差　　C. 绝对偏差　　D. 绝对误差

11. 根据置信度为 95% 对某项分析结果计算后，写出的合理分析结果表达式应为(　　)。

A. $(25.48 \pm 0.1)\%$　　B. $(25.48 \pm 0.13)\%$

C. $(25.48 \pm 0.135)\%$　　D. $(25.48 \pm 0.1348)\%$

12. 分析测定中的偶然误差，就统计规律来讲，(　　)。

A. 数值固定不变　B. 数值随机可变　C. 无法确定　D. 正负误差出现的几率相等

13. 从精密度好即可推出分析结果可靠的前提条件是(　　)。

A. 偶然误差小　　B. 系统误差小　　C. 标准误差小　　D. 平均误差小

14. 在定量分析中，精密度与准确度的关系是(　　)。

A. 精密度高，准确度必然高　　B. 准确度高，精密度必然高

C. 精密度是保证准确度的前提　　D. 准确度是保证精密度的前提

15. 关于偶然误差下列说法正确的是(　　)。

A. 大小误差出现的几率相等　　B. 正负误差出现的几率相等

C. 正误差出现的几率大于负误差　　D. 负误差出现的几率大于正误差

16. 若试样的分析结果准确度较好，但精密度不好，其原因不可能是(　　)。

A. 试样不均匀　　B. 使用的试样含有影响测定的杂质

C. 有系统误差　　D. 使用的容量仪器未经校正

17. 某试样真实重量为 0.1000g，称量重为 0.1001g，则称量时(　　)。

A. 误差 +0.0001g　B. 误差 −0.0001g　C. 偏差 +0.0001g　D. 偏差 −0.0001g

18. 标定盐酸溶液，全班同学测定结果平均值为 0.1000mol/L，某同学为 0.1002mol/L，则(　　)。

A. 相对误差 +0.2%　　B. 相对误差 −0.2%

C. 相对偏差 +0.2%　　D. 相对偏差 −0.2%

19. 某学生分析纯碱试样时，称取含 Na_2CO_3(摩尔质量为 106g/mol)为 100.0% 的试样 0.4240g，滴定时用去 0.1000mol · L^{-1} HCl 溶液 80.20ml，求得相对误差为(　　)。

A. +0.24%　　B. +0.25%　　C. −0.24%　　D. −0.25%

20. 进行样品称量时，由于汽车经过天平室附近引起天平震动是属于(　　)。

A. 系统误差　　B. 偶然误差　　C. 过失误差　　D. 操作误差

21. 分析测定中的偶然误差，就统计规律来讲，其(　　)。

A. 数值固定不变

B. 有重复性

C. 大误差出现的几率小，小误差出现的几率大

D. 正误差出现的几率大于负误差

22. 从有效数字和准确度判断下述哪种操作是正确的：配制 1ml 0.14mol/L NaOH 标准溶液，需称取 5.6gNaOH (　　)。

A. 用万分之一的天平称取　　B. 用千分之一的天平称取

C. 用百分之一的天平称取　　D. 用十分之一的天平称取

23. 由计算器算得 $(2.236 \times 1.1124)/(1.036 \times 0.2000)$ 的结果为 12.004471，按有效数字运算规则应将结果修约为(　　)。

A. 12.0045　　B. 12.0　　C. 12.00　　D. 12.004

24. 有一组平行测定所得的数据，要判断其中是否有可疑值，应采用(　　)。

A. T 检验　　B. Q 检验　　C. F 检验　　D. E 检验

二、填空题

1. 进行数据统计处理的基本步骤是，首先进行________，而后进行________，最后进行________。

2. F 检验是通过比较两组数据的________，以确定它们的________是否存在显著性差异。

3. 盐标定酸溶液时，全班同学测定结果平均值为 0.1000mol/L，某同学为 0.1002mol/L，则该同学测定的相对偏差为________。

4. 准确度反映测定结果与________的程度，精密度反映测定结果________。

5. 大小、正负无法测量，也不能加以校正的是________误差。

6. 数字 0.0530 表示其有效数字为________位。

7. 置信区间是指在一定置信水平时，以________为中心，包括________在内的可信范围。

8. 有两组分析数据，要比较它们的精密度有无显著性差异，则应当用________检验。

9. 平行四次测定某溶液的浓度，结果分别为 0.2041mol/L，0.2049mol/L，0.2039mol/L，0.2043mol/L，则其测定的平均值等于________，标准偏差 = ________，相对标准偏差 = ________。

三、计算题

1. 分析测定某饮料中钙的含量，平行测定 5 次的结果如下所示：

10.48　　10.37　　10.43　　10.40　　10.47　(mg/L)

求:(1) 按 G 检验法计算 10.48 是否可以舍去?

(2)计算结果平均值,标准偏差,置信度为 90% 的平均值的置信区间。

已知:$n-1$(n=测定次数)	1	2	3	4	5
置信度为 90% 的置信系数	6.31	2.92	2.35	2.13	2.01

2. 测定 C 的相对原子质量所得数据:12.0080,12.0095,12.0099,12.0101,12.0102,12.0160,12.0111,12.0133,12.0118,12.0120。计算:(1)平均值;(2)标准偏差;(3)平均值得标准偏差;(4)平均值在 99% 置信水平的置信限。

3. 用氧化还原法测得 $FeSO_4 \cdot 7H_2O$ 中铁的百分含量为 20.02,20.03,20.03,20.05,已知其真实值为 20.09%,计算平均值的绝对误差和相对误差。

4. 进行下述运算,并给出适当位数的有效数字。

(1) $\dfrac{2.52 \times 4.10 \times 15.14}{6.16 \times 10^4}$　　(2) $\dfrac{3.01 \times 21.14 \times 5.10}{0.0001120}$

(3) $\dfrac{51.0 \times 4.03 \times 10^{-4}}{2.512 \times 0.002034}$　　(4) $\dfrac{0.0324 \times 8.1 \times 2.12 \times 10^2}{1.050}$

(5) $\dfrac{2.2856 \times 2.51 + 5.42 - 1.8940 \times 7.50 \times 10^{-3}}{3.5462}$

(6) pH = 2.10,求 $[H^+]$ = ?

第三章　滴定分析法概述

Ⅰ. 学习目标

①熟悉滴定分析法中化学计量点、滴定度、滴定终点概念。

②熟悉滴定分析的特点。

③掌握滴定终点误差的计算。

④熟悉滴定方式及其适用条件。

⑤熟悉基准物质满足的条件。

⑥掌握标准溶液的表示方法及配制方法。

⑦掌握滴定分析中的有关计算。

Ⅱ. 重点、难点

①重点:滴定分析计算;滴定度;化学计量点。

②难点:滴定分析计算;滴定度。

Ⅲ. 总结

概要

滴定分析法又称容量分析法，是依据一定的化学反应确定的分析方法。它是将标准溶液滴加到被测物质溶液中，直到所滴加的标准溶液与被测组分按化学计量关系定量反应完全为止，根据标准溶液的浓度和用量，计算被测组分含量的分析方法。

(一)滴定分析法分类和特点

- 方法分类
  - 酸碱滴定法
    - 定义:以酸碱中反应为基础的滴定分析方法
    - 主要测定:酸碱及酸碱性物质
  - 沉淀滴定法
    - 定义:以沉淀反应为基础的滴定分析方法
    - 主要测定:Cl^-、Br^-、I^-、SCN^-、Ag^+
  - 配位滴定法
    - 定义:以配位反应为基础的滴定分析方法
    - 主要测定:金属离子
  - 氧化还原滴定法
    - 定义:以氧化还原反应为基础的滴定分析方法
    - 主要测定:氧化、还原及非氧化、还原性物质
- 基本条件:按一定的化学反应式迅速、定量完成，无干扰，有确定终点的方法
- 标准溶液:其内容包括溶液浓度的表示、溶液的配制及标定方法
- 滴定分析计算:换算因素(a/t)法，其内容包括计算依据、公式及应用
- 特点:所用仪器简单、操作方便、测定快速、适用范围广，分析结果的准确度高，是化学分析法中最常用的分析方法

(二)基本概念及术语

①标准溶液:已知准确浓度的试剂溶液，又称滴定液。

②滴定:将标准溶液由滴定管加到被测物质溶液中的操作过程。

③化学计量点:当滴入的标准溶液与被测物质按化学反应方程式的计量关系恰好定量完全反应时。

④指示剂:在滴定分析中，借助于颜色的变化作为化学计量点到达而停止滴定，这种辅助试剂称为指示剂。

⑤滴定终点:在滴定分析中，指示剂发生颜色变化的转变点。

⑥标定:利用基准物质或已知准确浓度的溶液确定标准溶液的浓度的操作过程。

(三)标准溶液的配制及标定

直接法配制标准溶液所用的试剂(基准物质)必须符合:纯度要高;化学性质稳定;试剂组成要与化学式符合;摩尔质量要大。

- 标准溶液
  - 浓度的表示
    - 物质的量浓度
      - 定度：单位体积溶液中所含溶质的物质的量
      - 表示式：$C_B = \frac{n_B}{V}$
    - 滴定度
      - T_B：每毫升标准溶液中相当于被测物质的质量(g/ml)
      - $T_{T/A}$：每毫升标准溶液中相当于被测物质的质量(g/ml)
  - 配制方法
    - 直接法
      - 所用试剂：基准物质
      - 主要仪器：分析天平、容量瓶
    - 间接法
      - 所用试剂：分析纯或其他试剂
      - 主要仪器：台秤、量筒、试剂瓶
  - 标定方法
    - 基准物质标定法
      - 多次称量法
      - 移液管法
    - 标准溶液比较法

（四）滴定方式

- 滴定方式
  - 直接滴定法　适用范围：凡是符合滴定反应条件可采用
  - 返滴定法
    - 适用范围
      - 反应速度慢、难溶于水的固体
      - 试样或缺乏合适的检测终点的方法
    - 过程
      - 先向被测物质中加入准确体积过量的标准溶液，
      - 待与被测物质完全反应后，再用另一种滴定剂
      - 滴定剩余的标准溶液
  - 置换滴定法　适用范围：滴定剂与被测物质不反应或没有确定的计量关系
  - 间接滴定法　适用范围：滴定剂不与被测物质直接反应

第三章　滴定分析概述习题

一、选择题

1. 有关滴定分析法下列说法错误的是(　　)。

A. 是化学分析法之一　　B. 是根据一定的化学反应确定的分析方法

C. 可用于定性分析　　D. 常用指示剂确定终点

2. 滴定分析法相对误差一般在(　　)。

A. 0.02%以下　　B. 0.1% ~0.2%　　C. 0.3%以下　　D. 0.5%以下

3. 以下物质能作为基准物质的是(　　)。

A. 优质纯的 NaOH　　B. 100℃干燥过的 CaO

C. 光谱纯的 Co_2O_3　　D. 99.99%纯锌

4. 用间接法配制的溶液，确定其准确度的操作过程称为(　　)。

A. 定容　　B. 定位　　C. 滴定　　D. 标定

5. 若滴定反应的通式为：$tT + aA \rightarrow P$ 则 T 与 A 的化学计量关系是（　　）。

A. $n_T : n_A = a : t$　　B. $C_A V_A = C_T V_T$　　C. $C_T V_T = m_T / M_T$　　D. $n_A = n_T a / t$

6. 滴定分析中，一般利用指示剂颜色的突变来判断等量点的到达，在指示剂变色时停止滴定。这一点称为（　　）。

A. 等量点　　B. 滴定分析　　C. 滴定　　D. 滴定终点

7. 用 HCl 标准溶液滴定 Na_2CO_3 物质含量，反应完全时，HCl 与 Na_2CO_3 的物质的量之比等于反应式中两者计量数之比为（　　）。

A. 1∶1　　B. 2∶1　　C. 1∶2　　D. 1∶0

8. 称取氢氧化钠试剂 2g，配成 500ml 溶液，NaOH 溶液的浓度为（　　）mol/l。

A. 0.5　　B. 0.1　　C. 0.2　　D. 0.01

9. $T_{T/A}$ 表示的意义是（　　）。

A. 1ml 标准溶液相当于被测物质的质量

B. 1ml 标准溶液所含溶质的质量

C. 1ml 标准溶液相当于 1ml 被测物质的质量

D. 1 升标准溶液相当于被测物质的质量

10. 用直接法配制标准溶液最后应定容于（　　）。

A. 量筒　　B. 烧杯　　C. 容量瓶　　D. 试剂瓶

11. 在滴定分析试验中，下列中须用特测液润洗后再装溶液的仪器是（　　）。

A. 锥形瓶　　B. 容量瓶　　C. 滴定管　　D. 试剂瓶

12. 配制以下标准溶液必须用间接法配制的是（　　）。

A. NaCl　　B. $Na_2C_2O_4$　　C. NaOH　　D. Na_2CO_3

13. 为标定 EDTA 溶液的浓度宜选择的基准物质是（　　）。

A. 分析纯的 $AgNO_3$　　B. 分析纯的 $CaCO_3$

C. 分析纯的 $FeSO_4 \cdot 7H_2O$　　D. 光谱纯的 CaO

二、填空题

1. 作为基准物的药品要求纯度在__________以上。

2. $T_{HCl/Na_2CO_3} = 0.005316 g/ml$ 表示每毫升__________，相当于____________________。

3. 滴定分析的化学反应必须具备的条件是________、________、________。

4. 化学试剂按其纯度通常分为；________；________；________；________等四级。

5. 用以下不同方法测定 $CaCO_3$ 试剂纯度，采用的滴定方式分别是（填 A，B，C）

（1）用酸碱滴定法测定（　　）。

（2）用 EDTA 配位滴定法测定（　　）。

（3）用 KM_nO_4 法测定（　　）。

A. 直接法　　B. 回滴法　　C. 间接法

第四章 酸碱滴定法

Ⅰ.学习目标

①掌握酸碱溶液中氢离子浓度的有关计算。

②熟悉酸碱指示剂的变色原理、变色范围、选择原则及影响因素。

③掌握酸碱滴定法的基本原理。

④掌握滴定终点误差的计算。

Ⅱ.重点、难点

1.重点:酸碱溶液中氢离子浓度的计算;酸碱指示剂变色原理、变色范围、选择原则及影响因素;酸碱滴定法的基本原理;滴定终点误差的计算。

2.难点:酸碱溶液中氢离子浓度计算;滴定终点误差的计算。

Ⅲ.总结

(一)对酸碱质子理论的回顾

1.水溶液中溶质各型体的分布和分布系数

①分布分数 δ:溶液中某型体的平衡浓度占其总浓度的分数。

②分布曲线:分布分数与溶液 pH 值之间的关系曲线(δ - pH 曲线)。

酸(或碱)溶液中各型体的分布分数之和等于1。

2.化学平衡的系统处理方法

(1)质量平衡(物料平衡)—— MBE

化学平衡体系中,某一给定组分的总浓度(分析浓度)等于各型体平衡浓度之和。

例如:浓度为 cmol/L HAc 溶液的物料平衡为:

$[HAc] + [Ac^-] = c$

(2)电荷平衡——CBE

化学平衡体系中,带正电荷质点的总浓度必等于带负电荷质点的总浓度。

例如:浓度为 c(mol/L)的 $CaCl_2$ 溶液:

$[H^+] + 2[Ca^{2+}] = [OH^-] + [Cl^-]$

(3)质子平衡——PBE

酸碱反应达到平衡时,酸失去的质子总数必等于碱得到的质子数。酸碱之间质子转移的等衡关系称为质子平衡。其数学表达式称为质子平衡等衡式 PBE。

例如:Na_2S

$[H^+] + 2[H_2S] + [HS^-] = [OH^-]$

（二）酸碱溶液中氢离子浓度计算中质子平衡方程式、计算公式、应用条件

1. 强酸（碱）溶液中 H^+ 浓度的计算

例：cmol/L 的 HCl 溶液中，存在以下质子等衡式 PBE 为：

$[H^+] = [Cl^-] + [OH^-] = c + K_w/H^+$

$[H^+] = (c + \sqrt{c^2 + 4k_w})/2$

当 $c \geqslant 10^{-6}$mol/L 时，水的离解忽略不计，则

$[H^+] = c$

对强碱若 $C_b \geqslant 10^{-6}mol \cdot c^{-1}$ 可采用同样方法处理得：$[OH^-] = C_b$

2. 一元弱酸（碱）溶液中 H^+ 浓度的计算

c mol/L 的 HA 溶液中，存在以下平衡：

$[H^+] = [A^-] + [OH^-] = \delta_{A^-} + K_w/H^+$

当 $cK_a \geqslant 20$、$c/K_a \geqslant 500$，不仅水的离解忽略不计，而且酸的离解对其总浓度的影响也可以忽略不计。

$[H^+] = \sqrt{cK_a}$

一元弱碱溶液用处理一元弱酸相似，只需将式中的 Ca、$[H^+]$ 和 K 以 C_b、$[OH^-]$ 和 K_b 代之即可：

其近似式：$[OH^-] = \dfrac{-K_b + \sqrt{K_b{}^2 + 4C_bK_b}}{2}$

最简式为：$[OH^-] = \sqrt{C_b \cdot K_b}$

（三）酸碱指示剂

1. 酸碱指示剂变色原理、范围

①酸碱指示剂的变色原理：酸碱指示剂一般是弱的有机酸或有机碱，其共轭酸碱具有不同的结构，因而颜色不同，当溶液的 pH 值改变时，共轭酸碱相互转变，从而引起溶液颜色的变化。

②酸碱指示剂变色范围：$pH = PK_{HIN} \pm 1$

2. 酸碱指示剂选择原则

指示剂的变色范围全部或大部分落在突跃范围之间，这种指示剂可以用来指示终点。

3. 影响酸碱指示剂变色范围的因素

①温度；

②溶剂；

③盐类；

④指示剂用量；

⑤滴定程序。

4. 常见酸碱指示剂

略。

5. 混合酸碱指示剂

略。

(四)各类型酸碱滴定的反应。

- 酸碱滴定
  - 分类
    - 强碱与强酸的滴定
    - 强碱滴定弱酸
    - 强酸滴定弱碱
    - 多元酸的滴定
    - （强碱滴定弱酸、强酸滴定弱碱）准确滴定条件 $cK_a(K_b) \geq 10^{-8}$
    - （多元酸的滴定）$K_{a1}/K_{a2} \geq 10^4$ 产生两个滴定突跃
  - 最常用的标准溶液
    - NaOH 标准溶液间接法配制用邻苯二甲酸氢钾标定
    - HCl 标准溶液间接法配制用无水碳酸钠或硼砂标定
  - 应用
    - 直接滴定法:测定强碱,强酸,$cK_a(K_b) > 10^{-8}$的弱酸(碱)
    - 间接滴定法:测定酸碱性很弱:或具有酸性或碱性,但溶于水的化合物

(五)影响滴定突跃范围的因素

1. 浓度

浓度越大突跃范围越大,反之越小。

2. $K_a(K_b)$

$K_a(K_b)$值越大突跃范围越大,反之越小。

(六)各型滴定终点误差的计算

滴定终点误差是指由于指示剂的变色稍早或稍迟于化学计量点,从而导致滴定终点与化学计量点不相一致而产生的误差。

1. 强酸强碱的滴定误差

$$TE(\%) = \frac{[OH^-] - [H^+]}{C_{sp}} \times 100\% \text{ 或 } TE(\%) = \frac{[H^+] - [OH^-]}{C_{sp}} \times 100\%$$

2. 弱酸弱碱的滴定误差

$$TE(\%) = (\frac{[H^+]}{C_{sp}} - \delta_{B^-}) \times 100\% \text{ 或 } TE(\%) = (\frac{[OH^-]}{C_{sp}} - \delta_{HA}) \times 100\%$$

第四章　酸碱滴定法习题

一、选择题

1. 滴定分析中,一般利用指示剂颜色的突变来判断等量点的到达,在指示剂变色时停止滴定,这一点称为(　　)。

A. 等量点　　B. 滴定分析　　C. 滴定　　D. 滴定终点

2. $H_2PO_4^-$的共轭碱是(　　)。

A. H_3PO_4　　B. HPO_4^{2-}　　C. PO_4^{3-}　　D. OH^-

3. NH_3 的共轭酸是(　　)。

A. NH_2^-　　B. NH_2OH　　C. N_2H_4　　D. NH_4^+

4. 按质子理论 $NaHPO_4$ 是(　　)。

A. 中性物质　　B. 酸性物质　　C. 碱性物质　　D. 两性物质

5. 按质子理论,下列物质中何者具有两性(　　)。

A. HCO_3^-　　B. CO_3^{2-}　　C. H_3PO_4　　D. NO_3^-

6. 某碱样为氢氧化钠和碳酸钠的混合液,用盐酸标准溶液滴定。先以酚酞为指示剂,耗去盐酸溶液 V_1 毫升,继以甲基橙为指示剂,又耗去盐酸溶液 V_2 毫升,V_1 与 V_2 的关系是(　　)。

A. $V_1=V_2$　　B. $V_1=2V_2$　　C. $2V_1=V_2$　　D. $V_1>V_2$

7. 用盐酸标准溶液滴定碳酸盐混合溶液。V_1 为滴定到酚酞终点时所用的盐酸溶液体积,V_2 是从酚酞终点滴定到甲基橙终点时所用的盐酸溶液体积。若混合液中所含的碳酸钠和碳酸氢钠的浓度(单位:mol/l)相等,则(　　)。

A. $V_1=2V_2$　　B. $V_1=V_2$　　C. $2V_1=V_2$　　D. $V_1=0$

8. 下列说法中何者是正确的(　　)。

A. $NaHCO_3$ 中含有氢,故其水溶液呈酸性

B. 浓 HAc(17mol/l)的酸度大于 17mol/LH_2SO_4 水溶液的酸度

C. 浓度(单位:mol/l)相等的一元酸和一元碱反应后,其溶液呈中性

D. 当$[H^+]>[OH^-]$大于时,溶液呈酸性

9. 水的离子积在 18℃时为 0.64×10^{-14},25℃时为 1.00×10^{-14},则下列说法中何者是错误的(　　)。

A. 水的电离是吸热过程

B. 水的 pH 值在 18℃时大于在 25℃时

C. 只有在 25℃时水才是中性的

D. 以 0.1mol/l NaOH 滴定 0.1mol/LHAc 的 pH 突跃范围,在 25℃时比 18℃时为大

10. 在水溶液中共轭酸碱对 Ka 与 K_b 的关系是(　　)。

A. $Ka\cdot K_b=1$　　B. $Ka\cdot K_b=Kw$　　C. $Ka/K_b=Kw$　　D. $K_b/Ka=Kw$

11. HPO_4^{2-} 的共轭碱是(　　)。

A. $H_2PO_4^-$　　B. H_3PO_4　　C. PO_4^{3-}　　D. OH^-

12. OH^- 的共轭酸是(　　)。

A. H^+　　B. H_2O　　C. H_3O^+　　D. O^{2-}

13. 在下列各组酸碱组分中,属于共轭酸碱对的是(　　)。

A. HCN—NaCN

B. H_3PO_4—Na_2HPO_4

C. $^+NH_3CH_2COOH$—$NH_2CH_2COO^-$

D. H_3O^+—OH^-

14. 下列各组组分中不属于共轭酸碱对的是(　　)。

A. H_2CO_3 和 CO_3^{2-}　　B. NH_3 和 NH_2^-

C. HCl 和 Cl^-　　D. HSO_4^- 和 SO_4^{2-}

15. 浓度相同的下列物质水溶液的 pH 最高的是(　　)。

A. NaCl　　B. $NaHCO_3$　　C. NH_4Cl　　D. Na_2CO_3

16. 相同浓度的 CO_3^{2-}、S^{2-}、$C_2O_4^{2-}$ 三种碱性物质水溶液,其碱性强弱(由大至小)的顺序是(　　)。(已知 H_2CO_3: $pKa_1 = 6.38$, $pKa_2 = 10.25$; H_2S: $pKa_1 = 6.88$, $pKa_2 = 14.15$; $H_2C_2O_4$: $pKa_1 = 1.22$, $pKa_2 = 4.19$)

A. $CO_3^{2-} > S^{2-} > C_2O_4^{2-}$　　B. $S^{2-} > C_2O_4^{2-} > CO_3^{2-}$

C. $S^{2-} > CO_3^{2-} > C_2O_4^{2-}$　　D. $C_2O_4^{2-} > S^{2-} > CO_3^{2-}$

17. 水溶液呈中性是指(　　)。

A. $pH = 7$　　B. $[H+] = [OH^-]$

C. $pH + pOH = 14$　　D. $pOH = 7$

18. 将浓度相同的下列溶液等体积混合后,能使酚酞指示剂显红色的溶液是(　　)。

A. 氨水 + 醋酸　　B. 氢氧化钠 + 醋酸　　C 氢氧化钠 + 盐酸　　D 六次甲基四胺 + 盐酸

19. 强酸滴定弱碱,以下指示剂中不适用的是(　)。

A. 甲基橙　　B. 甲基红　　C. 酚酞　　D. 溴酚蓝　($pT = 4.0$)

20. 用 0.1mol/L HCl 滴定 0.1mol/L NaOH 的突跃范围为 9.7 ~ 4.3,则 0.01mol/L HCl 滴定 0.01mol/L NaOH 的突跃范围应为(　　)。

A. 9.7 ~ 4.3　　B. 8.7 ~ 4.3　　C. 8.7 ~ 5.3　　D. 10.7 ~ 3.3

二、填空题

1. 酸碱滴定曲线是以________变化为特征的。滴定时酸、碱的浓度越________,滴定突跃范围越________。酸碱的强度越________,则滴定的突跃范围越________。

2. 甲基橙的变色范围是 pH ________。当溶液的 pH 小于这个范围的下限时,指示剂呈现________色,当溶液的 pH 小于这个范围的上限时,指示剂呈现________色,当溶液的 pH 处在这个范围之内时,指示剂呈现________色。

3. 标定 HCL 溶液常用的基准物有________和________,滴定时应选用在________范围内变色的指示剂。

4. 某酸碱指示剂的 $pK = 10.1$,则该指示剂的 pH 变色范围大约为________。

5. 有一碱液,可能是氢氧化钠,或碳酸钠,或碳酸氢钠,或它们的混合液,若用标准酸滴定至酚酞终点时,耗去酸 V_1mL,继以甲基橙为指示剂,又耗去 V_2mL,请依据 V_1 与 V_2 的关系判断该碱液的组成。

①当 $V_1 > V_2$ 时为________;②当 $V_1 < V_2$ 时为________;③当 $V_1 = V_2$ 时为________;④当 $V_1 = 0, V_2 > 0$ 时为________;⑤$V_1 > 0, V_2 = 0$ 时为________。

6. 已知 NH_3 的 $K_b = 1.8 \times 10^{-5}$,当 $NH_3 - NH_4Cl$ 缓冲溶液的 pH = 9.0 时,该溶液中

$[NH_3]/[NH_4Cl]$为________。

7. 配制 NaOH 标准溶液时未除净 CO_3^{2-}，今以草酸($H_2C_2O_4 \cdot 2H_2O$)标定其浓度后，用于测定 HAc 浓度，测得结果________；若用于测定 $HCl - NH_4Cl$ 混合液中 HCl 浓度，其结果________。(填偏高、偏低或无影响)

8. 在酸碱滴定中，滴定剂与被测物浓度通常在 0.1mol/L 左右。若浓度太稀，则________；而浓度太大，________。

9. 用同一 NaOH 溶液分别滴定体积相等的 H_2SO_4 和 HAc 溶液，消耗的体积相等。则 H_2SO_4 和 HAc 两溶液的浓度关系为________。

三、计算题

1. 有一在空气中曝露过的氢氧化钾，经测定知其含水 7.62%、K_2CO_3 2.38% 及 KOH 90.00%。将此试样 1.000 ($mol \cdot L^{-1}$) HCl 溶液 46.00ml，过量的酸再用 1.070$mol \cdot L^{-1}$ KOH 返滴定至完全反应。将此溶液蒸发至干，问所得残渣是什么？有多少克？

2. 计算 $c(NH_4Cl) = 0.10mol/L$ 的 NH_4Cl 和 $c(NH_3) = 0.20mol/L$ 的 NH_3 水组成的缓冲溶液的 pH 值。

3. 计算 $c(HAc) = 0.10mol/L$ 的 HAC 稀释一倍，求该溶液中$[H^+]$及 pH 值。

4. 称取纯碳酸钙 0.5000g，溶于 50.00ml HCl 溶液中，多余的酸用 NaOH 溶液回滴，计消耗 6.20ml，若 1ml NaOH 溶液相当于 1.010ml HCl 溶液，求两种溶液的浓度。

第五章　配位滴定法

Ⅰ. 学习目标

①了解 EDTA 的结构、性质、配位特性及应用。

②理解配合物的稳定常数、配位反应的副反应系数及配合物条件稳定常数的含义及应用。

③了解配位滴定过程、滴定曲线特点、影响滴定突跃范围大小的因素及化学计量点 pM′计算。

④了解金属指示剂的作用原理及常用金属指示剂 pH 范围、颜色变化、适测离子、封闭离子、掩蔽剂等。

⑤了解标准溶液的配制与标定。

⑥熟悉配位滴定中酸度的选择与控制、提高配位滴定的选择性、配位滴定的条件及滴定方式。

Ⅱ. 重点、难点

①重点：EDTA 的结构、性质及配位特性；配位反应的副反应系数及配合物条件稳定常数；金属指示剂作用原理、常用金属指示剂 pH 范围、颜色变化等；配位滴定中条件选择。

②难点:配位反应的副反应系数、配合物条件稳定常数、配位滴定的条件选择。

Ⅲ.总结

- 配位滴定方法
  - 配位剂:$Na_2H_2Y \cdot 2H_2O$,简称 EDTA
  - 影响配位的因素
    - 酸度的影响:溶液的酸性越低 EDTA 的配位能力越强
    - 其他配位剂的影响:Z 浓度不太大 $\lg K_{稳MY} \gg \lg K_{稳ZX}$ 无影响
  - 常用指示剂
    - 铬黑 T:最适宜的 pH 是 9~10.5,M-EBT 呈红色,EBT 呈蓝色
    - 二甲酚:在 pH<6.3 的溶液中使用,M-XO 红紫色,XO 黄色
    - 钙指示剂:pH 于 12~13 时作为测钙的指示剂,Ca-NN 酒红色,NN 蓝色
  - 应用
    - 水的总硬度测度:EDTA 标准溶液,铬黑 T 指示剂,直接滴点法
    - 明矾含量的测定:EDTA 标准溶液,二甲酚橙指示剂,剩余滴点法

(一)配位剂的种类及特点

1.配位剂的种类

①无机配位剂。

②有机配位剂。

2.配位剂的特点

①无机配位剂只含一个配位原子,与金属离子的配位反应是逐级的,且稳定性不高,从而难以确定反应的计量关系,所以很少用于滴定。

②有机配位剂常含有两个以上的配位原子,与金属离子配位具有环状结构稳定性高,且配位比固定,反应的完全程度高。

(二)EDTA 的结构、性质、配位特性与应用

$$H_6Y^{2+} \underset{+H^+}{\overset{-H^+}{\rightleftharpoons}} H_5Y^+ \underset{+H^+}{\overset{-H^+}{\rightleftharpoons}} H_4Y \underset{+H^+}{\overset{-H^+}{\rightleftharpoons}} \quad H_3Y^- \underset{+H^+}{\overset{-H^+}{\rightleftharpoons}} H_2Y^{2-} \underset{+H^+}{\overset{-H^+}{\rightleftharpoons}} HY^{3-} \underset{+H^+}{\overset{-H^+}{\rightleftharpoons}} Y^{4-}$$

- M-EDTA 的特点
  - 简单性:M-EDTA 是摩尔比为 1:1 的配合物
  - 稳定性:M-EDTA 比较稳定,为多个五元螯合环
  - 水溶性:M-EDTA 多数可溶于水
  - 广泛性:几乎能与所有的金属离子形成配合物
  - 颜色倾向性:M 为无色,M-EDTA 无色,M 有色,M-EDTA 的颜色加深

(三)配位平衡与稳定常数、配位反应的副反应系数、配合物条件稳定常数

1.配合物的稳定常数

$M + Y \rightleftharpoons MY \qquad K_{稳} = [MY]/[M] \cdot [Y]$

2.配位反应的副反应系数

(1)配位剂 Y 的副反应系数

$$\delta_{Y(H)} = \frac{1}{1 + \sum_{i=1}^{n}\beta_i [H^+]^i}$$

(2)金属离子 M 的副反应系数

$$\delta_{M(L)} = \frac{1}{1 + \sum_{i=1}^{n}\beta_i [L]}$$

(3)配合物条件稳定常数

$\lg K'_{MY} = \lg K_{MY} - P\delta_M - P\delta_Y$

(四)配位滴定曲线、影响滴定突跃范围大小的因素、化学计量点 pM'_{SP} 的计算配位滴定曲线

1. 影响滴定突跃范围大小的因素

①金属离子浓度。

②条件稳定常数。

2. 化学计量点 pM'_{SP}的计算

$$pM'_{SP} = \frac{1}{2}(pc_{M,sp} + \lg K'_{MY})$$

(五)金属指示剂的作用原理、颜色转变点 $pM'\ t$

金属指示剂也是配位剂，能与金属离子反应，生成一种与本身颜色有显著差别的配合物，指示滴定终点，现以铬黑 T(EBT)为例，说明金属指示剂的变色原理，铬黑 T 在 pH 为 7 ~ 11 时显蓝色，与金属离子如 Mg^{2+} 配位后生成红色配合物。

滴定前：

$$Mg^{2+} + EBT \xrightleftharpoons{pH=10} Mg-EBT$$

蓝色　　　　红色

滴定开始至化学计量点前：$Mg^{2+} + EDTA \rightleftharpoons Mg-EDTA + EBT$

无色

因为 Mg－EBT 的稳定性远小于 Mg－EDTA 的稳定性，

终点时：$Mg-EBT + EDTA \rightleftharpoons Mg-EDTA + EBT$

红色　　　　蓝色

金属指示剂具备的条件：
- 配合物 Min 于指示 ln 的颜色应有明显的差别
- 配合物 Min 应足够稳定 $\lg K_{稳} > 4$
- Mln 的稳定性小于 M－EDTA 的稳定性，要求 $\lg K_{稳M-EDTA} - \lg K_{稳Mln} \geq 2$
- Mln 应易溶于水

(六)配位滴定中酸度的选择与控制

用 EDTA 滴定每一种金属离子时都必须控制在一定的 pH 值下进行，这种 pH 值称为 EDTA 滴定金属离子的最低 pH 值(也称最高酸度)。滴定时，如果溶液的 pH 低于 pH 值，就不能进行滴定。

(七)提高配位滴定的选择性、常用配位掩蔽剂及使用

①消除干扰离子影响的条件。

②控制适宜的酸度。

(八)配位滴定方式

1. 配位滴定的条件

$\log c_{M}K'_{MY} \geq 6$

2. 配位滴定的方式及应用举例

略。

第五章　配位滴定法习题

一、选择题

1. EDTA 是乙二胺四乙酸二钠盐,它是(　　)。

A. 多齿配位体　B. 单齿配位体　C. 双齿配位体　D. 以上都不是

2. EDTA 和绝大多数的金属离子生成的配位化合物是(　　)。

A. 1∶2 型　B. 1∶3 型　C. l∶1 型　D. 以上都不是

3. 下面说法正确的是(　　)。

A. pH 值越低,则 α_{H}值越高,配合物越稳定

B. pH 值越高,则 α_{H}值越高,配合物越稳定

C. pH 值越高,则 α_{H}值越低,配合物越稳定

D. pH 值越低,则 α_{H}值越低,配合物越稳定

4. EDTA 的有效浓度(Y^{4-})是(　　)。

A. 随溶液 pH 值的增大而增大　B. 随溶液酸度的增大而增大

C. 与溶液酸度无关　D. 以上都不是

5. 配位滴定中使用的指示剂是(　　)。

A. 酸碱指示剂　B. 金属指示剂　C. 自身指示剂　D. 以上都不是

6. 在 pH =13 溶液中进行配位滴定,钙指示剂颜色的变化是(　　)。

A. 红变兰　B. 黄变紫　C. 红紫变黄　D. 以上都不是

7. 铬黑 T 指示剂使用在(　　)。

A. 酸性溶液中　B. pH =10 的溶液　C. pH >12 的溶液　D. 以上都不是

8. $K = 2.1 \times 10^{7}$,用 EDTA 直接滴定 Ag^{+}(　　)。

A. 能滴定　B. 不能滴定　C. 间接滴定　D. 以上都不是

9. EDTA 和金属离子配合物 MY,金属离子和指示剂的配合物 MIn,当 $K'_{MIn} > K'_{MY}$时,指示剂(　　)。

A. 僵化　B. 失效　C. 封闭　D. 以上都不是

10. EDTA 滴定 Fe^{3+} 允许的酸度(　　)。

A. pH≥1.0　　B. pH≤1.0　　C. pH <0.5　　D. 以上都不是

11. EDTA 测定 SO_4^{2-},应该采用(　　)。

A. 直接滴定　　B. 间接滴定　　C. 连续滴定　　D. 以上都不是

12. 指示剂的僵化可以通过(　　)避免。

A. 加入有机溶剂或加热　　B. 加水

C. 增大体积　　D. 以上都不是

13. EDTA 滴定 Ag^+ 不能直接滴定,首先应用反应 $2Ag^+ + Ni(CN)_4^{2-} = 2Ag(CN)^- + Ni^{2+}$,然后直接滴定 Ni,所以 EDTA 在滴定 Ag^+(间接) 中的当量单元是(　　)。

A. EDTA　　B. 1/2EDTA　　C. 1/3EDTA　　D. 以上都不是

14. 金属指示剂的封闭,是因为(　　)。

A. 指示剂不稳定　　B. MIn 溶解度小

C. $K'_{MIn} < K'_{MY}$　　D. $K'_{MIn} > K'_{MY}$

15. 用 EDTA 溶液直接滴定无色金属离子时,终点溶液所呈颜色是(　　)。

A. 金属指示剂和金属离子形成的配合物的颜色

B. 游离指示剂的颜色

C. 无色

D. 以上都不是

16. 讨论配位滴定曲线的目的,是为了(　　)。

A. 选择合适的指示剂

B. 选择适宜的滴定条件(即 pH 值)

C. 选择合适的指示剂和滴定条件

D. 以上都不是

17. 配位滴定中,定量滴定的必要条件是(　　)。

A. $C \cdot K \geq 10^{-8}$　　B. $\lg K'_{稳} \geq 10^{-8}$　　C. $\lg K'_{稳} \geq 8$　　D. $\lg K'_{稳} > 10^{-8}$

18. 用 EDTA 连续滴定 Fe^{3+}、Al^{3+} 时,可以在下述哪个条件下进行(　　)。

A. pH =2 滴定 Al^{3+},pH =4 滴定 Fe^{3+};

B. pH =1 滴定 Fe^{3+},pH =4 滴定 Al^{3+};

C. pH =2 滴定 Fe^{3+},pH =4 返滴定 Al^{3+};

D. pH =2 滴定 Fe^{3+},pH =4 间接法测 Al^{3+};

19. 在 pH =5.7 时,EDTA 是以(　　)形式存在的。

A. H_6Y^{2+}　　B. H_3Y^-　　C. H_2Y^{2-}　　D. Y^{4-}

20. 为了测定水中 Ca^{2+},Mg^{2+} 的含量,以下消除少量 Fe^{3+}、Al^{3+} 干扰的方法中,哪一种是正确的(　　)。

A. 于 pH =10 的氨性溶液中直接加入三乙醇胺

B. 于酸性溶液中加入 KCN,然后调至 pH =10

C. 于酸性溶液中加入三乙醇胺,然后调至 pH =10 的氨性溶液

D. 加入三乙醇胺时，不需要考虑溶液的酸碱性

二、填空题

1. 在配位滴定中，最常用的滴定剂是________，它的学名是________。

2. EDTA 和金属离子 M 生成的配位化合物的稳定性用________来表征，要使分析误差小于0.10%，要求 $K_{稳}$ 必须大于________。

3. EDTA 的学名是________，它与金属离子形成的配合物是按________比例进行配合。

4. 酸效应系数 α_H 随________值的变化而变化，________值高，则 α_H 值低。

5. 配合物的条件稳定常数 $K'_{稳}$ 表示配合物在________下实际稳定的程度，它与 $K_{稳}$ 的关系式是________。

6. 配合滴定中，定量滴定的必要条件是________。

7. EDTA 在溶液中以________种形式共存，它与金属离子配合时只有离子才是有效的，称为有效浓度。

8. 酸效应系数是指________的比值，可表示为________。

9. 金属指示剂的特点是①________；②________等。

10. 把 EDTA 的总浓度与有效浓度之比值 α_H 称为________。

11. EDTA 法滴定钙镁，首先，在 pH = ________溶液中滴定钙和镁合量，然后，另取同样试液，在 pH = ________溶液中，镁离子沉淀，单独滴定钙量。

12. 配位滴定中使用的金属指示剂本身是________而显色，同时又是________。

13. 配位滴定法可以通过控制溶液的________和利用________来消除干扰。

14. 提高配合滴定选择的方法有________和________。

15. 水的总硬度的测定，是在 pH = ________的缓冲溶液中，以________为指示剂进行滴定。

三、计算题

1. 用配位滴定法测定无水氯化锌含量，称取 0.25g 试样溶于水，在 pH = 5 ~ 6 时用二甲酚橙作指示剂，用 0.1024mol/L 的 EDTA 标准液滴定，消耗 1 7.6 1ml，计算试样中 $ZnCl_2$ 的百分含量。（$ZnCl_2$ 摩尔质量为 1 3 6.3g/mol）

2. 测定 SO_4^{2-} 离子，取试样 3.0g，定容至 250ml，取出 25ml，加入 C($BaCl_2$) = 0.05mol/L 的 $BaCl_2$ 溶液 25ml 加热沉淀后，用 0.02mol/L 的 EDTA 滴定剩余的 Ba^{2+}，消耗 17.1 5ml，求 SO_4^{2-} 的百分含量。（SO_4^{2-} 的摩尔质量为 96.06g/mol）

3. 为测定水的硬度，取水样 100ml，控制 pH = 10，用铬黑 T 作指示剂，用 C(EDTA) = 0.01mol/L 的 EDTA 标 准溶液滴定，消耗 3.0ml，计算水的硬度。（用 CaO mg/L 表示）（CaO 摩尔质量为 56.1g/mol）

4. 取 50.0ml 矿物水，在 pH = 13 时用钙指示剂，以 C(EDTA) = 0.0 1mol/L 的 EDTA 滴定，消耗 5.5ml，求水中钙含量。（用 mg/L 表示）（Ca 摩尔质量为 40.1g/mol）

5. 称取0.1 00g试样,溶解后用$C_{(EDTA)}$ =0.01mol/L的EDTA滴定,消耗1 5.20ml,求试样中Fe_2O_3的百分含量。(Fe_2O_3摩尔质量为159.7g/mol)

6. 计算pH =5时,ZnY^{2-}的条件稳定常数$\lg K'$,并说明在此pH值时,能否用EDTA滴定Zn。($\lg K_{ZnY^{2-}}$ =1 6.5,pH =5时$\lg\alpha_H$ =6.4 5)

7. 求用EDTA滴定Ca^{2+}离子的最高允许酸度。

($\lg K_{(CaY^{2-})}$ =10.9 6,pH =6时$\lg\alpha_H$ =4.6 5,pH =7时$\lg\alpha_H$ =3.32,pH =8时$\lg\alpha_H$ =2.2 6)

8. 测定水的总硬度,取水样100ml,加氨缓冲溶液和铬黑T指示剂,用0.01 0mol/LEDTA滴定,消耗3.00ml,以CaO的pm表示,水的硬度为多少?($M_{(CaO)}$ =56.08g/mol)

9. 用络合滴定法测定无水氯化锌的含量,称取0.2 5g试样,溶于水后,在pH =5~6时,用二甲酚橙作指示剂以0.1024mol/L EDTA标准溶液滴定,消耗17.61ml,计算试样中$ZnCl_2$的百分含量。($M_{(ZnCl_2)}$ =136.29g/mol)

10. 称纯$CaCO_3$ 0.5405g,用HCl溶解后定容为250ml,吸出2 5.0ml,以紫脲酸钙作指示剂,消耗EDTA溶液2 0.5 0ml,计算EDTA的物质的量浓度及对CaO的滴定度$T_{(CaO/EDTA)}$ =?($M_{(CaCO_3)}$ =100.09g/mol　$M_{(CaO)}$ =56.08g/mol)

11. 测定无机盐中的SO_4^{2-},称取样品3.00g,稀释至250ml,取25.00ml,加0.05mol/L $BaCl_2$溶液25.00ml,加热沉淀后,用0.02mol/L EDTA17.15ml滴定剩余的Ba^{2+},求SO_4^{2-}的百分含量。($M_{(SO_4^{2-})}$ =96.06g/mol)

12. 称取含磷样品0.1 0g,处理成溶液,并把磷沉淀为$MgNH_4PO_4$,将沉淀过滤后再溶解,然后用0.01mol/LEDTA标准溶液滴定,共消耗20.00ml,问该样品中P_2O_5的百分含量是多少?($M_{(P_2O_5)}$ =141.96g/mol)(提示:P ~ $MgNH_4PO_4$ ~ Mg^{2+} ~ EDTA)

第六章　氧化还原滴定法

Ⅰ.学习目标

①了解氧化还原滴定法的特点及分类。

②理解氧化还原反应的条件电位及其影响因素。

③了解氧化还原反应进行的程度及影响其反应速度的因素。

④了解氧化还原滴定曲线的意义、电位计算、影响突跃范围的因素及指示剂选择原则。

⑤了解氧化还原滴定法指示剂的类型及氧化还原指示剂的特点及试样的预处理。

⑥掌握碘量法的基本原理、滴定条件、标准溶液的配制与标定及应用示例。

⑦掌握高锰酸钾法的基本原理、滴定条件、标准溶液的配制与标定、应用示例。

⑧了解亚硝酸钠法的基本原理、指示剂的类型、标准溶液的配制。

⑨了解溴酸钾和溴量法、重铬酸钾法、铈量法、高碘酸钾法等氧化还原滴定法。

Ⅱ.重点、难点

①重点:氧化还原滴定法的特点、条件电位、反应进行的程度;滴定曲线的意义、指示剂选择原则;碘量法和高锰酸钾法的基本原理、滴定条件、标准溶液的配制与标定及应用。

②难点:氧化还原反应的条件电位、反应进行程度;碘量法和高锰酸钾法的基本原理、滴定条件。

Ⅲ.总结

(一)氧化还原滴定法的特点及分类

1.特点

①氧化还原反应基于电子转移,机理复杂,反应往往是分步进行的;还常伴有副反应,以致没有确定的计量关系。

②反应速度慢。

③氧化还原反应因反应条件不同会生成不同的产物,因此,要创造适当的滴定条件。

④应用广泛。可以直接或间接测定多种具有氧化性或还原性的物质,而且还可以测定能与氧化剂或还原剂定量反应形成沉淀的物质。

2.分类

①高锰酸钾法。

②重铬酸钾法。

③碘量法。

④溴酸盐法。

⑤铈量法。

(二)条件电位

$$\varphi'_{ox/Red}=\varphi^{\theta}_{ox/Red}+\frac{0.0592}{n}\lg\frac{\gamma_{ox}\times\delta_{ox}}{\gamma_{Red}\times\delta_{Red}}$$

它是在特定条件下:氧化型和还原型的浓度均为1mol/L(或其浓度比为1)时,校正了各种外界因素影响后电对的实际电位值。当条件一定时,为一常数。

(三)氧化还原反应进行的程度及影响氧化还原反应速度的因素

1.氧化还原反应进行的程度

对于一般的氧化还原反应,可以通过计算反应达到平衡时的平衡常数 K 来了解反应进行的程度。

一般的氧化还原反应 $Ox_1+Red_2 \rightleftharpoons Red_1+Ox_2$

$$\lg K=\frac{n\times(\varphi_1-\varphi_2)}{0.0592}$$

φ_1,φ_2分别为氧化剂电对和还原剂电对的电位。n 为两电对转移电子数的最小公倍数。

2. 影响氧化还原反应速度的因素

①氧化剂、还原剂的性质;

②浓度;

③温度;

④催化剂。

(四)氧化还原滴定的基本原理

①滴定过程、滴定曲线及其意义。

②滴定突跃范围电位计算通式、影响突跃范围的因素及指示剂的选择。

计量点的电位 $\varphi_{sp}=\dfrac{n_1\varphi^{\theta'}_{ox1/red1}+n_2\varphi^{\theta'}_{ox2/red2}}{n_1+n_2}$

滴定突跃范围电位计算 $\varphi^{\varphi'}_{ox_2/\mathrm{Red}_2}+\dfrac{3\times0.0592}{n_2}\sim\varphi^{\varphi'}_{ox_1/\mathrm{Red}_1}-\dfrac{3\times0.0592}{n_1}$。

在选择指示剂时,应使指示剂的条件电为尽量与反应的化学计量点电势一致,以减小终点误差。

③指示剂的类型及滴定前试样预处理时所用氧化或还原剂符合的要求。

(五)碘量法的方法分类、滴定条件、标准溶液的配制与标定

- 碘量法
  - 方法分类
    - 直接滴定法
      - 标准溶液:碘溶液
      - 主要测定物质:强还原性物质
      - 主要条件:酸性,中性或弱碱性
      - 指示剂:淀粉
      - 终点颜色:无色—蓝色
    - 间接滴定法
      - 标准溶液:硫代硫酸钠
      - 主要测定物质:氧化性物质
      - 主要条件
        - 加大溶液的酸度
        - 过量 Kl
        - 室温、放置、水封使反应完全
      - 指示剂:淀粉
      - 终点颜色:蓝色消失
  - 碘标准溶液
    - 配制方法:直接间接配制法
    - 标定:基准物质 As_2O_3
  - $Na_2S_2O_3$
    - 配制方法
      - 间接配制法
      - 注意 CO_2、O_2、微生物、日光的影响
    - 标定方法 基准物质:$K_2Cr_2O_7$

(六)高锰酸钾法的方法分类、测定条件、标准溶液的配制与标定

- 高锰酸钾法
  - 测定方法
    - 直接滴定法
      - 标准溶液:$KMnO_4$
      - 主要被测物 $FeSO_4$、H_2O_2、$Na_2C_2O_4$ 等
    - 剩余滴定法
      - 标准溶液 $KMnO_4$、$Na_2C_2O_4$
      - 主要被测物:氧化性物质,如 MnO_2
    - 间接滴定法
      - 标准溶液:$KMnO_4$
      - 主要测定物:非氧化性物质如 Ca^{2+}
  - $KMnO_4$ 标准溶液
    - 配制方法:间接配制法
    - 标定方法
      - 条件
        - 温度 75~85℃(水浴)
        - 酸度:强酸 0.5~1mol\L$H_2SO_4$
        - 滴定速度红色消失后滴定第二滴
      - 基准物质:$Na_2C_2O_4$
  - 终点颜色:淡红色
  - 指示剂:$KMnO_4$ 自身
  - 滴定条件:酸性(稀 H_2SO_4),有时加热或加催化剂

(七)亚硝酸钠法的类型、基本原理、测定条件、指示剂类型、标准溶液的配制与标定

①亚硝酸钠法:利用与有机化合物亚硝基化反应和重氮化反应。

②测定条件:常用盐酸溶液,温度在15℃。

③指示剂类型:内指示剂、外指示剂。

④标准溶液的配制与标定:标准溶液常用间接法配制。常用对氨基苯磺酸为基准物质对其进行标定。

(八)重铬酸钾法和铈量法的原理、测定条件、指示剂、标准溶液、方法特点及应用

- 重铬酸钾法
  - 原理 $Cr_2O_7^{2-} + 14H^+ + 6e \rightleftharpoons 2Cr^{3+} + 7H_2O$ 测定条件:酸性溶液中
  - 指示剂:二苯胺磺酸钠
  - 方法特点
    - $K_2Cr_2O_7$ 试剂易提纯且稳定,干燥定直接配制标准溶液
    - $K_2Cr_2O_7$ 标准溶液非常稳定,可以长期保存和使用
    - 室温下不与氯作用(煮沸可以),可以 HCI 介质中滴定,其标准电极电位氯电对的电极电位相近。本身不能作为指示剂,需外加,常用二苯胺磺酸钠或邻苯氨基苯甲酸。六价铬是至癌物,废水污染环境,应加以处理。
  - 方法分类:直接滴定法,剩余滴定法
  - 应用
    - 铁矿石中铁含量测定
    - 化学需氧量的测定
    - 试样中有机物的测定

铈量法
- 原理：$Ce^{4+} + e \rightleftharpoons Ce^{3+}$
- 测定条件：强酸性溶液中
- 指示剂：邻二氮菲 - Fe(Ⅱ)
- 方法特点
  - 硫酸铈：试剂易提纯且稳定，干燥后直接配制标准溶液
  - 硫酸铈：标准溶液非常稳定，可以长期保存和使用
- 方法分类
  - 直接滴定法
  - 剩余滴定法

（九）溴酸钾法和溴量法的原理、测定条件、选用的指示剂、标准溶液及应用范围

1. 溴酸钾法
- 电对反应：$BrO_3^- + 6e + 6H^+ \rightleftharpoons Br^- + H_2O$
- 配制：$KBrO_3$ 易提纯，直接配制法
- 标定：$BrO_3^- + 6I^- + 6H^+ \rightleftharpoons Br^- + 3I_2 + 3H_2O$

  $I_2 + 2S_2O_3^{2-} \rightleftharpoons 2I^- + S_4O_6^{2-}$

2. 溴量法
- 电对反应：$Br_2 + 2e \rightleftharpoons 2Br^-$
- 配制：以溴液（$BrO_3^-:Br^- = 1:5$ 配制）代替
- $BrO_3^- + 5Br^-$（定过量）$+ 6H^+ \rightleftharpoons 3Br_2 + 3H_2O$
- 标定：$Br_2 + 2I^- \rightleftharpoons I_2 + 2Br^-$

  $I_2 + 2S_2O_3^{2-} \rightleftharpoons 2I^- + S_4O_6^{2-}$

第六章 氧化还原滴定法习题

一、填空题

1. 氧化还原滴定法是以________反应为基础的滴定分析法。

2. 氧化还原反应中，获得电子的物质叫________，失去电子的物质叫________。

3. 氧化还原反应次序是________两电对先反应。

4. 氧化还原滴定等量点时溶液的电位值计算公式为________________。

5. 如果电对（氧化型和还原型）分别为 1mol/L，温度为 25℃时得到的电对的电极电位值称为________。

6. 电对的电极电位越高，其氧化型的____________能力越强；电对的电极电位越低，其还原型的________能力越强。

7. 由物质的________和________组成的体系，称为氧化还原电对。

8. 氧化型和还原型浓度分别为________时，它的电极电位称为________。

9. 氧化还原反应的方向应该是标准电极电位值__________的氧化型和标准电极电位值________的还原型相互作用的方向。

10. 电对的电极电位的大小是标志__________能力大小的重要物理量。

11. 在反应 $2Fe^{2+}+Sn^{4+} \rightleftharpoons 2Fe^{3+}+Sn^{2+}$ 中，________失去电子，是________。

12. 已知 $\Phi^0_{Cl_2/Cl^-}=1.36$、$\Phi^0_{Br_2/Br^-}=1.07$，反应：$Br_2+2Cl^-=2Br^-+Cl_2$ 是________进行。

13. 溶液中有 I^- 和 Br^-，当加入氯水时，________离子先和 Cl_2 反应？已知 $\Phi^0_{Cl_2/Cl^-}=1.36V$、$\Phi^0_{Br_2/Br^-}=1.07V$、$\Phi^0_{I_2/I^-}=0.54V$。

14. 已知 $\Phi^0_{Fe^{3+}/Fe^{2+}}=0.77V$，当溶液中 $(Fe^{3+})=0.0001mol/L$、$(Fe^{2+})=0.1000mol/L$ 时，则半反应 $Fe^{3+}+e \rightleftharpoons Fe^{2+}$ 电极电位 $\Phi^0_{Fe^{3+}/Fe^{2+}}=$________。

15. 氧化还原滴定突跃，是由________差值大小决定，相差越大，滴定突跃________。

16. 氧化还原滴定法可分为________和碘量法等。

17. 氧化还原滴定法采用的指示剂可分为氧化还原型指示剂________和________三类。

18. 在反应 $2MnO_4^-+5C_2O_4^{2-}+16H^+=2Mn^{2+}+8H_2O+10CO_2\uparrow$ 中，________是氧化剂，________是还原剂。

19. 碘量法包括________法和________法。

20. 碘量法采用________指示剂。

21. 碘量法滴定要求在________或________介质中进行。

22. 标定 $KMnO_4$ 溶液，多采用________作基准物。

23. $KMnO_4$ 滴定法的优点是氧化还原电位________，指示剂方便。

24. 在强碱性介质中用 $KMnO_4$ 法滴定有机物，$KMnO_4$ 转变为________。

25. 直接碘量法是用________作标准溶液。

26. 直接碘量法，淀粉指示剂在________时加入，终点时颜色由________变为________。

27. 间接碘量法，淀粉指示剂在________时加入，颜色由________变为________。

28. 高锰酸钾滴定法要求在________性介质中进行，它的当量单元是________。

29. 碘量法使用的 $Na_2S_2O_3$ 标准液，常用________基准物标定。

30. $KMnO_4$ 标准溶液应保存在________，MnO_4 标准溶液不能装于碱式滴定管，以防________。

31. 高锰酸钾滴定法的半反应式是________。

32. 高锰酸钾试剂因含有________溶液不稳定，因此采用________法配制 $KMnO_4$ 标准溶液。

33. 重铬酸钾滴定法是以________作标准溶液进行滴定的氧化还原法。其标准溶液用________法配。

二、选择题

1. (1) $HCl+NaOH=NaCl+H_2O$

(2) $CaO+H_2O=Ca(OH)_2$

(3) $3Fe+4H_2O=Fe_3O_4+4H_2$

(4) $Cl_2+2I^-=2Cl^-+I_2$

上面反应中属于氧化还原反应的是(　)。

A. 1　　B. 2　　C. 3　　D. 4

2. $\Phi^0_{Br_2/Br^-}=1.07V$，$\Phi^0_{Cl_2/Cl^-}=1.36V$，所以 $Br_2+2Cl^-=2Br^-+Cl_2$的反应(　　)。

A. 不能进行　　B. 能进行　　C. 加热能进行　　D. 以上都不是

3. 在反应中 $CH_3OH+6MnO_4^-+8OH^- = 6MnO_4^{2-}+CO_3^{2-}+6H_2O$。用此反应进行滴定，确定终点时依靠是(　　)。

A. 酸碱指示剂　　B. 吸附指示剂　　C. 金属指示剂　　D. 自身指示剂

4. 因为 $\Phi^0_{Cu^{2+}/Cu^+}=+0.17V$、$\Phi^0_{Sn^{4+}/Sn^{2+}}=+0.15V$，所以 $Sn^{4+}+Cu^+ = Sn^{2+}+Cu^{2+}$反应不能进行。如果($Sn^{4+}$)比($Cu^{2+}$)大10倍，这时反应(　　)。

A 仍不能进行　　B. 能进行　　C. 相反方向反应　　D. 以上都不是

5. $2Fe^{3+}+Sn^{2+}=2Fe^{2+}+Sn^{4+}$此反应中，$Sn^{2+}$是(　　)。

A. 氧化剂　　B. 还原剂

C. 不是氧化剂，也不是还原剂　　D. 以上都不是

6. $CH_3OH+6MnO_4^-+8OH^-=6MnO_4^{2-}+CO_3^{2-}+6H_2O$ 此反应中 CH_3OH 是(　　)。

A. 还原剂　　B. 氧化剂　　C. 溶剂　　D. 以上都不是

7. 下列各物质中属于氧化剂的是(　　)。

A. H_2O_2(酸性介质中)　　B. $KMnO_4$

C. $SnCl_2$　　D. $Na_2S_2O_3$

8. $I_2+2\ Na_2S_2O_3 = 2NaI+Na_2S_4O_6$此反应中，$Na_2S_4O_6$ 中S元素的氧化数为(　　)。

A. $+\frac{5}{2}$　　B. -2　　C. $+4$　　D. 以上都不是

9. 在反应 $Br_2+2I^-=2Br^-+I_2$中，下面说法正确的是(　　)。

A. Br^-获得电子是氧化剂　　B. Br_2获得电子是氧化剂

C. I^-失去电子是氧化剂　　D. I_2失去电子是氧化剂

10. 电对的电极电位越高，说明(　　)。

A. 氧化型的氧化能力越强　　B. 氧化型的氧化能力越弱

C. 还原型的氧化能力越强　　D. 以上都不是

11. 下面说法正确的是(　　)。

A. 氧化还原反应中，氧化剂获得电子由氧化型变为还原型，还原剂失去电子由还原型变为氧化型

B. 氧化还原反应中，氧化剂获得电子由还原型变为氧化型，还原剂失去电子由氧化型变为还原型

C. 氧化还原反应中，氧化剂失去电子由氧化型变为还原型，还原剂得到电子由还原型变为氧化型

D. 以上都不是

12. 半反应 $MnO_4^-+8H^++5e=Mn^{2+}+4H_2O$。已知$[H^+]=1.0mol/L$、$[MnO_4^-]=0.10mol/L$、$[Mn^{2+}]=0.001mol/L$、$\Phi^0_{MnO_4^-/Mn^{2+}} = 1.51V$，则此反应的 $\Phi_{MnO_4^-/Mn^{2+}}=$(　　)。

A. 1.51V　　B. 1.53 V　　C. 1.49V　　D. 以上都不是

13. $KMnO_4$法测定 Fe,滴定必须在(　　)中进行。

A. 强酸性介质　B. 弱酸性介质　C. 中性介质　D. 弱碱性介质

14. 因为 $\Phi^0_{Cr_2O_7^{2-}/Cr^{3+}}=1.33V$,$\Phi^0_{Cl_2/Cl^-}=1.36V$,所以用 $K_2Cr_2O_7$法滴定 Fe,用盐酸溶液对测定(　　)。

A. 不干扰　B. 干扰　C. 无关系　D. 以上都不是

15. 碘量法滴定中,使用的指示剂是(　　)。

A. 二苯氨磺酸钠　B. 淀粉　C. 邻二氮菲亚铁　D. 以上都不是

16. 重铬酸钾法中使用的标准溶液可以由 $K_2Cr_2O_7$(　　)。

A. 直接配制　B. 配制后标定　C. 不能作基准物　D. 以上都不是

17. 重铬酸钾法采用二苯胺磺酸钠作指示剂,滴定终点时指示剂颜色的变化是(　　)。

A. 无色变到紫色　B. 紫色变到无色　C. 红色变到紫色　D. 以上都不是

18. 标定碘标准溶液,可以使用基准物质是(　　)。

A. As_2O_3　B. $K_2Cr_2O_7$　C. KI　D. 以上都不是

19. 配制的碘标准溶液,应该保存在(　　)。

A. 白色瓶中　B. 棕色瓶中暗处　C. 阴暗处　D. 以上都不是

20. 重铬酸钾滴定法测铁,加入 H_3PO_4的作用,主要是(　　)。

A. 降低 Fe^{3+}浓度,使突跃提前　B. 提高酸度

C. 防止沉淀　D. 以上都不是

21. 间接碘量法,即滴定碘法,加入的 KI 量要求(　　)。

A. 过量　B. 正好等物质量　C. 不足量　D. 以上都不是

22. 已知 $\Phi^0_{I_2/I^-}=+0.54V$、$\Phi^0_{S/S^{-2}}=-0.48V$,当用碘法测定硫化物时,应用(　　)。

A. 碘滴定法　B. 滴定碘法　C. 两种方法都可　D. 以上都不是

23. 重铬酸钾法滴定铁的操作中,加入 $HgCl_2$,主要是为了(　　)。

A. 除去过量 $SnCl_2$　B. 除去 H_2O_2　C. 氧化 Fe^{2+}　D. 以上都不是

24. 碘量法测定铜,接近终点时,加入 NH_4CNS,主要是因为(　　)。

A. CuCNS 溶度积更小,反应更完全　B. CuCNS 溶度积大,容易滴定

C. CNS^-可以和 Cu 络合　D. 以上都不是

25. 配制淀粉指示剂,煮沸并加入 HgI_2,是为了(　　)。

A. 抑制细菌生长　B. 加速溶解　C. 易于变色　D. 以上都不是

26. 氧化还原指示剂的变色范围为(　　)。

A. $\Phi=\Phi^0\text{In}\pm0.059/n$

B. $\Phi=\Phi^0\ \text{In}$

C. $\Phi_{等}=(n_1\Phi_1^0+n_2\Phi_2^0)/(n_1+n_2)$

D. 以上都不是

27. 重铬酸钾法是在(　　)溶液中进行。

A. 中性或弱酸性　B. 酸性　C. 弱碱性　D. 以上都不是

28. 用草酸钠标定 $KMnO_4$ 溶液时,采用的指示剂是(　　)。

A. 二苯胺磺酸钠　B. $KMnO_4$自身　C. 淀粉　D. 以上都不是

29. 碘量法使用的指示剂有(　　)。

A. 二苯胺磺酸钠　B. I_2自身　C. 淀粉　D. 以上都不是

30. 在 1mol/L 的 HCl 中，$\varphi^{\Theta}_{Sn^{4+}/Sn^{2+}}=0.14V$，$\varphi^{\Theta}_{Fe^{3+}/Fe^{2+}}=0.70V$，在此条件下，以 Fe^{3+}滴定 Sn^{2+}，计量点的电位为(　　)。

A. 0.25V　B. 0.23V　C. 0.33V　D. 0.52V

31. 在 1mol/L 的 H_2SO_4溶液中，用 0.1000mol/LCe^{4+}滴定 0.1000mol/L Fe^{2+}溶液，最恰当的氧化还原指示剂是(　　)。

A. 次甲基蓝　B. 邻苯氨基苯甲酸

C. 邻二氮菲—亚铁　D. KSCN

三、判断题

1. 氧化还原反应是指物质间有电子转移的反应，或氧化数发生变化的反应。(　　)

2. 获得电子或氧化数降低的物质叫还原剂。(　　)

3. 氧化还原反应的方向就是标准电极电位高的电对中的氧化型和标准电极电位低的电对中的还原型互相作用的方向。(　　)

4. 重铬酸钾法的优点是 $K_2Cr_2O_7$易提纯，可作为基准物直接配制，并且标准液稳定易保存。(　　)

5. $KMnO_4$法滴定草酸，滴定第一滴滴定剂，反应慢，后来反应加快是因为产生的 Mn^{2+}的催化作用。(　　)

6. 滴定碘法，加入 KI 一定要过量，淀粉指示剂要在接近终点时加入。(　　)

7. 碘量法要求在强酸性介质中进行滴定。(　　)

8. 高锰酸钾法采用自身指示剂。(　　)

9. 标准电极电位值比 $\Phi^0_{I_2/I^-}$低的还原剂，可直接用 KI 还原，再用 $Na_2S_2O_3$滴定析出的 I_2。(　　)

10. 已知 $\Phi^0_{MnO_4^-/Mn^{2+}}=1.51V$，$\Phi^0_{Fe^{3+}/Fe^{2+}}=+0.77V$，溶液中$[H^+]=1.0mol/L$，则 $KMnO_4$滴定 Fe^{2+}时等量点的电极电位 $\Phi_{等}=1.14V$。(　　)

11. 提高反应溶液的温度，能提高氧化还原反应的速度，因此在酸性溶液中用 $KMnO_4$滴定 $H_2C_2O_4$时，必须加热至沸腾，才能保证正常滴定。(　　)

12. 重铬酸钾法的半反应方程式为：$Cr_2O_7^{2-}+6e=2Cr^{3+}+7H_2O$。(　　)

13. 重铬酸钾法测铁可用盐酸作溶剂，因为 Cl^-不干扰。(　　)

14. 配制碘的标准溶液，是将碘及少量水在研钵中研磨使碘全部溶解，然后用蒸馏水稀释至刻度。(　　)

15. 直接碘法是用 I_2作标准溶液，以淀粉为指示剂的氧化还原滴定法。(　　)

16. 根据反应：$2MnO_4^-+5C_2O_4^{2-}+16H^+=2Mn^{2+}+8H_2O+10CO_2\uparrow$。写出等物质的量反应规则表达式为：$n(1/5\ C_2O_4^{2-})=n(1/2\ MnO_4^-)$。(　　)

四、问答题

1. $2Na_2S_2O_3 + I_2 = 2NaI + Na_2S_4O_6$指出参加反应的氧化剂和还原剂。

2. 碘量法中使用什么指示剂？为什么要用碘量瓶？

3. $KMnO_4$法测定铁时，使用盐酸溶解样品，Cl^-干扰测定么？怎样避免？

4. 高锰酸钾标准溶液滴定应使用什么颜色滴定管？滴定速度如何？

5. 重铬酸钾滴定Fe^{3+}为什么要用氯化亚锡还原？

6. 碘量法测定铜时，为什么可以用间接碘法？已知：$\Phi^0_{I_2/I^-} = +0.54V$、$\Phi^0_{Cu^{2+}/CuI} = +0.88V$

7. 碘量法测定铜时，为什么在接近终点时加入NH_4CNS？

8. 写出重铬酸钾法测铁的主要反应方程式，并指出用何指试剂？

9. 配制淀粉溶液要注意什么事项？

五、计算题

1. 称取0.24 64g$Na_2C_2O_4$来标定$KMnO_4$标准液，消耗41.60ml的$KMnO_4$溶液。写出反应方程式，并试计算$C(KMnO_4)$是多少？（$Na_2C_2O_4$摩尔质量 = 1 34.00g/mol）

2. 称取铁矿石样品0.20g，用C = 0.048mol/L的重铬酸钾溶液滴定消耗35.82ml，计算铁矿石中Fe的百分含量。（Fe的摩尔质量为5 5.85g/mol）

3. 称铁矿样品0.5125g，全部转化为Fe^{3+}后，加足量的KI，生成的I_2消耗$C(Na_2S_2O_3)$ = 0.1005mol/L的标准液3 0.25ml，求样品含Fe_2O_3的百分含量。（Fe_2O_3摩尔质量为159.7g/mol）

4. 将0.1936g$K_2Cr_2O_7$溶于水，酸化后加入过量KI析出的I_2用$Na_2S_2O_3$滴定，消耗33.61ml，求$C(Na_2S_2O_3)$ = ?（$K_2Cr_2O_7$摩尔质量为294.2g/mol）

5. 将1.000g钢样中铬全部氧化为$Cr_2O_7^{2-}$后，加入0.0500mol/L的$FeSO_4$溶液20.00ml，用$C(KMnO_4)$ = 0.01 06mol/L的溶液滴定，消耗5.55ml到终点，计算铬的百分含量。（Cr的摩尔质量52.00g/mol）

6. 称含Na_2S样品0.1515g，溶解后加入C = 0.1mol/L的I_2标准液30.0ml，反应后剩余I_2消耗$C(Na_2S_2O_3)$ = 0.10mol/L标准液10.30ml。求样品中Na_2S的百分含量。（Na_2S摩尔质量为78.06g/mol）

7. 用$Na_2S_2O_3$标准溶液标定I_2溶液，取I_2溶液2 5.00ml，消耗$C(Na_2S_2O_3)$ = 0.1 000m/L溶液2 5.1 0ml，计算C = ?

8. 某试剂厂生产试剂$FeCl_3 \cdot 6H_2O$，国标规定$FeCl_3 \cdot 6H_2O$二级品≥9 9.0%，三级品≥9 8.0%，为了检查质量，取0.50g试样，加浓盐酸和水溶解后，加入过量KI，用0.1 0mol/L的$Na_2S_2O_3$标准液滴定消耗1 8.1 7ml，问该试剂可定为几级？（$FeCl_3$摩尔质量为162.2g/mol）

9. 有一批铁矿样品，含铁量在5 0%左右，现用$C(K_2Cr_2O_7)$ = 0.008000moL/L的$K_2Cr_2O_7$溶液滴定，要使标准溶液消耗量在20～30ml之内，称取试样量的范围是多少？（Fe摩尔质量为55.85g/mol）

10. 用含硫量为0.05 1%的标准钢样来标定I_2溶液，标样质量为0.500g，滴定消耗I_2液11.8ml，求碘溶液的滴定度。

11. 用$C_{(KMnO_4)}$ = 0.100mol/L的高锰酸钾标准溶液滴定Fe^{2+}溶液，消耗19.95ml，求$FeSO_4$的质量。（$FeSO_4$摩尔质量=151.9g/mol。反应方程式为：

$MnO_4^- + 5Fe^{2+} + 8H^+ = Mn^{2+} + 5Fe^{3+} + 4H_2O$）

12. 在酸性溶液中，用C=0.1 00mol/L溶液滴定50.00ml的C=0.0500mol/L的溶液，问需要多少ml$KMnO_4$溶液？反应方程为：

$2KMnO_4 + 5H_2O_2 + 3H_2SO_4 = K_2SO_4 + 2MnSO_4 + 5O_2\uparrow + 8H_2O$

13. 1L标准$K_2Cr_2O_7$溶液含纯$K_2Cr_2O_7$5.442g，问此溶液对Fe_3O_4的滴定度$T_{(Fe_3O_4/K_2Cr_2O_7)}$为多少？（$M_{K_2Cr_2O_7}$）=294.2g/mol，$M_{(Fe_3O_4)}$=231.5g/mol 反应方程式为：$Cr_2O_7^{2-} + 6Fe^{2+} + 14H^+ = 2Cr^{3+} + 6Fe^{3+} + 7H_2O$）

14. 计算$[H^+]$=1.0mol/L溶液中，$KMnO_4$滴定Fe^{2+}时等量点的电位值。

$\Phi^0_{(MnO4^-/Mn^{2+})}$ = 1.51 V，$\Phi^0_{(Fe^{3+}/Fe^{2+})}$ = 0.77V

15. 试求反应$MnO^{4-} + 8H^+ + 5Fe^{2+} = Mn^{2+} + 5Fe^{3+} + 4H_2O$的平衡常数$K$。

[$\Phi^0_{(MnO4^-/Mn^{2+})}$ = 1.51V，$\Phi^0_{(Fe^{3+}/Fe^{2+})}$ = 0.77V]

16. 将0.5 00g铁矿用酸溶解，用还原剂将全部Fe^{3+}还原为Fe^{2+}，然后用$KMnO_4$溶液滴定，消耗25.50ml，计算矿样中含Fe百分含量。

（$T_{H_2C_2O_4\cdot 2H_2O/KMnO_4}$）=0.0126g/ml，$M_{(H_2C_2O_4\cdot 2H_2O)}$ = 126.0g/mol，

$M_{(Fe)}$=55.85g/mol。反应式为：$2MnO_4^- + 5C_2O_4^{2-} + 16H^+ = 2Mn^{2+} + 8H_2O + 10CO_2\uparrow$

$MnO^{4-} + 8H^+ + 5Fe^{2+} = Mn^{2+} + 5Fe^{3+} + 4H_2O$）

17. 有0.200g含铜样品，用碘量法测含铜量，如果析出的I_2需要用20.00ml 0.1 00mol/L的$Na_2S_2O_3$溶液滴定，计算样品中含铜百分含量。（$M_{(Cu)}$ = 63.55g/mol）

反应方程式：$2Cu^{2+} + 4I^- = 2CuI + I_2$；$I_2 + 2\ Na_2S_2O_3 = Na_2S_4O_6 + 2NaI$

18. 铁矿样0.500g，用C=0.100m01/L标准溶液滴定，消耗30.00ml，求该铁矿样中铁的百分含量。（M_{Fe}=55.85g/mol）。反应方程式为：

$Cr_2O_7^{2-} + 6Fe^{2+} + 14H^+ = 2Cr^{3+} + 6Fe^{3+} + 7H_2O$

19. 用$K_2Cr_2O_7$法测定铁矿中的铁。问：①配制0.008mol/L $K_2Cr_2O_7$标准溶液1L，应称取$K_2Cr_2O_7$多少克？②称取铁矿0.200g，滴定时用去0.008mol/L $K_2Cr_2O_7$溶液3 5.82ml，计算铁的百分含量。③有一批铁矿样品，含铁量约在5 0%左右，现用0.008mol/L $K_2Cr_2O_7$溶液滴定，要使标准液消耗在20~30ml之内，称取试样多少？

$M_{K_2Cr_2O_7}$=2 94.1 9g/mol，M_{Fe}=55.85g/mol

$Cr_2O_7^{2-} + 6Fe^{2+} + 14H^+ = 2Cr^{3+} + 6Fe^{3+} + 7H_2O$

20. 将0.1 93 6g $K_2Cr_2O_7$溶于水，酸化后加入过量KI，析出I_2需用33.6 1ml $Na_2S_2O_3$滴定，问$Na_2S_2O_3$溶液的物质的量浓度为多少？$M_{(K_2Cr_2O_7)}$ = 294.1 9g/mol，反应方程式为：

$Cr_2O_7^{2-} + 6Fe^{2+} + 14H^+ = 2Cr^{3+} + 6Fe^{3+} + 7H_2O$

$I_2 + 2\ Na_2S_2O_3 = Na_2S_4O_6 + 2NaI$

21. 某 $KMnO_4$ 标准溶液的浓度为 0.02484mol/L，求滴定度：① $T_{KMnO_4/Fe}$；② T_{KMnO_4/Fe_2O_3}；③ $T_{KMnO_4/FeSO_4 \cdot 7H_2O}$。

第七章 沉淀滴定法和重量分析法

Ⅰ. 学习目标

①熟悉银量法的基本原理及分类、沉淀滴定曲线特点。

②掌握铬酸钾指示剂法、铁铵矾指示剂法及吸附指示剂法的原理、滴定条件及应用范围。

③熟悉银量法的标准溶液的配制与标定。

④了解重量分析法分类、分析原理及特点。

⑤了解沉淀重量分析法中沉淀形式和称量形式、沉淀形态和沉淀的形成。

⑥了解沉淀的完全程度及其影响因素。

⑦了解影响沉淀溶解度的因素及影响沉淀纯度的因素。

⑧了解沉淀条件的选择及沉淀的过滤、洗涤和干燥。

⑨了解挥发重量法的分类、试样中水的存在状态、干燥常用的干燥方式。

Ⅱ. 重点、难点

①重点：铬酸钾指示剂法、铁铵矾指示剂法及吸附指示剂法原理、滴定条件及应用范围；沉淀的完全程度及其影响因素、影响沉淀溶解度因素、影响沉淀纯度的因素；沉淀条件的选择。

②难点：银量法终点的指示方法、滴定原理及滴定条件、适用范围；影响沉淀溶解度及沉淀纯度的因素、沉淀条件的选择。

Ⅲ. 总结

（一）银量滴定法的基本原理、滴定曲线的特点及银量法的分类

银量法
- 原理
  - $Ag^+ + X^- \rightleftharpoons AgX \downarrow$
  - $X^- \rightarrow Cl^-, Br^-, I^-, SCN^-$
- 分类
  - 铬酸钾指示剂法（莫尔法）
  - 铁铵矾指示剂法（佛尔哈德法）
  - 吸附指示剂法（法扬斯法）

(二)铬酸钾指示剂法的原理、指示剂、滴定反应、终点反应、滴定条件及应用

铬酸钾指示剂法
- 原理
  - 滴定反应　$Ag^+ + X^- \rightleftharpoons AgX\downarrow$
  - 终点反应　(砖红色)$2Ag^+ + CrO_4^{2-} \rightleftharpoons Ag_2CrO_4\downarrow$
- 条件　pH =6.5 ~10.5 的(非氨性)溶液中
- 适测离子　Cl^-,Br^-,CN^-等

(三)铁铵矾指示剂法的原理、滴定方式、指示剂、滴定反应、终点反应、滴定条件

铁铵矾指示剂法
- 条件:0.1 ~1mol/L 的 HNO 溶液中
- 分类
  - 直接滴定
    - 原理
      - 滴定反应 $Ag^+ + SCN^- \rightleftharpoons AgSCN\downarrow$(白色)
      - 终点反应 $Fe^{3+} + SCN^- \rightleftharpoons FeSCN^{2+}$(血红色)
    - 适测离子:Ag^+
  - 剩余滴定
    - 原理
      - 滴定前 Ag^+(过量) + $X^- \rightleftharpoons AgX\downarrow$ Ag^+(剩余)
      - 滴定反应 Ag^+(剩余) + $SCN^- \rightleftharpoons AgSCN\downarrow$
      - 终点反应 $Fe^{3+} + SCN^- \rightleftharpoons FeSCN^{2+}$(血红色)
    - 适测离子:Cl^-,Br^-,I^-,SCN^-

(四)吸附指示剂法的原理、指示剂、滴定反应、终点反应滴定条件及应用,常用吸附指示剂及其适用范围和条件

法扬斯法
- 原理
  - $AgNO_3 \rightarrow X^-$(吸附指示剂)
  - SP 前:$HFl \rightleftharpoons H^+ + Fl^-$(黄绿色)
    - AgCl:Cl^-——吸附过量 Cl^-
  - SP 时:大量 AgCl、Ag^+、Fl^-(淡红色)——双电层吸附
- 条件
  - 控制溶液酸度,保证 HFl 充分解离:pH > p*Ka*
  - 防止沉淀凝聚:措施——加入糊精,保护胶体
  - 卤化银胶体对指示剂的吸附能力 < 对被测离子的吸附能力(反之终点提前,差别过大终点拖后)
  - 吸附顺序:I^- > SCN^- > Br^- > 曙红 > Cl^- > 荧光黄
  - 避免阳光直射:被测物浓度应足够大
  - 被测阴离子→阳离子指示剂;被测阳离子→阴离子指示剂
- 适用范围:可直接测定 Cl^-,Br^-,I^-,SCN^-和 Ag^+

(五)标准溶液配制与标定

常用的基准物质是硝酸银和氯化钠。

硝酸银标准溶液可用基准物质直接配制。硫氰酸铵溶液用间接法配制成近似浓度,再用硝酸银标准溶液标定。

(六)重量分析法的分类、原理及特点

①重量分析法又叫质量分析法,是以质量为测量值的分析方法。测定时先用适当的方

法将被测组分与试样中的其他组分分离，然后转化为一定的称量形式，称其质量，从而求得被测组分的含量。

②重量法分类
- 挥发法
  - 依据：利用被测组分具有挥发性质，用加热或其他方法使之挥发与样品分离，然后通过称量来确定被测组分的含量
  - 分类
    - 直接法：称量的物质就是被测组分的质量
    - 间接法：称量样品挥发前后的质量
- 萃取法：利用被测组分具有挥发性质，用加热或其他方法使之挥发与样品分离，然后通过称量来确定被测组分的含量。如食品中脂肪含量测定
- 沉淀法：利用沉淀反应，使被测组分沉淀出来，经过滤、洗涤、烘干（灼烧）、称量等操作过程，计算被测物质的含量。如氯化物中氯的含量测定

③用分析天平直接称量而获得实验结果，准确度较高，但操作繁琐耗时费力不适于快速分析，一般用于常量分析。

（七）沉淀重量分析法

1. 沉淀形式和称量形式；沉淀形态和沉淀的形成过程

①沉淀形式：沉淀的化学组成。

②称量形式：沉淀经烘干或灼烧后，供最后称量的化学组成。

③沉淀形态：晶形沉淀；无定形沉淀；凝乳状沉淀。

2. 沉淀的完全程度及其影响因素

略。

3. 影响沉淀溶解度的因素

①同离子效应；

②盐效应；

③酸效应；

④配位效应；

⑤其他因素。

（八）沉淀重量分析法

1. 影响沉淀纯度的因素

①共沉淀现象；

②后沉淀；

③提高沉淀纯度措施。

2. 沉淀条件的选择及沉淀的过滤、洗涤和干燥

(1) 晶形沉淀

①稀溶液——降低过饱和度，减少均相成核。

②热溶液——增大溶解度，减少杂质吸附。

③充分搅拌下慢慢滴加沉淀剂——防止局部过饱和。

④加热陈化——生成大颗粒纯净晶体。

陈化:沉淀完成后,将沉淀与母液放置一段时间,这一过程(加热和搅拌可以缩短陈化时间)。

(2)无定形沉淀

①浓溶液——降低水化程度,使沉淀颗粒结构紧密。

②热溶液——促进沉淀微粒凝聚,减小杂质吸附。

③搅拌下较快加入沉淀剂——加快沉淀聚集速度。

④不需要陈化——趁热过滤、洗涤,防止杂质包裹。

⑤适当加入电解质——防止胶溶。

第七章　重量分析法和沉淀滴定法习题

一、填空题

1. 沉淀滴定法按使用的指示剂不同,可分为________法、________法和法扬司法。

2. 法扬司法是利用________指示剂的沉淀滴定法。

3. 摩尔法是以________为滴定剂,佛尔哈德法是以________为滴定剂。

4. 沉淀称量法,析出的难溶化合物的形式叫________,烘干或灼烧后的形式叫________。

5. 沉淀可分为________沉淀和________沉淀两大类型。

6. 溶度积用符号________表示,溶度积的值越大,说明该化合物的溶解能力________。

7. 摩尔法以是________为指示剂,用________标准溶液进行滴定的沉淀分析法。

8. 佛尔哈德法是以________为指示剂,用________标准溶液进行滴定沉淀的滴定法。

二、选择题

1. 摩尔法要求使用的指示剂是(　　)。

A. NH_4CNS　　B. $Fe(NH_4)(SO_4)_2$　　C. K_2CrO_4　　D. 以上都不是

2. $BaSO_4$的溶度积$Ksp = 1.1 \times 10^{-10}$,将0.1mol/L的$BaCl_2$溶液和0.01mol/L的$H_2SO_4$溶液等体积混合,则溶液(　　)。

A. 不生成沉淀　　B. 生成沉淀　　C. 生成沉淀后又溶　　D. 以上都不是

3. 应用莫尔法时,溶液的pH值应控制在(　　)。

A. >10　　B. 6.5~10.5　　C. <6.0　　D. 以上都不是

4. 在用$C_2O_4^{2-}$沉淀Ca^{2+}时,溶液中含有少量Mg^{2+}为了减少Mg^{2+}带入沉淀,应该(　　)。

A. 沉淀后放一段时间,使Mg^{2+}进入溶液中

B. 加热搅拌下沉淀,使Mg^{2+}进入溶液中

C. 沉淀后立即过滤,不要放置

D. 以上都不是

5. 沉淀 Al^{3+} 时，为了得到易分离和洗涤的沉淀，应该(　　)。

A. 用 $NH_3 \cdot H_2O$ 为沉淀剂

B. 用 8－羟基喹啉为沉淀剂

C. 用 NaOH 为沉淀剂，并加入 NaCl 电解质

D. 以上都不是

6. 用于沉淀滴定的沉淀反应必须符合(　　)。

A. $Ksp < 10^{-10}$　　B. $Ksp > 10^{-10}$　　C. $\lg K'_{稳} \geqslant 8$　　D. $\lg K_{稳} \geqslant 10^6$

7. 莫尔法要求溶液的酸度为(　　)。

A. 酸性溶液　　B. 碱性溶液　　C. 氨性溶液　　D. pH＝6.5～10.5

三、判断题

1. 用 Ba^{2+} 沉淀 SO_4^{2-} 时，溶液中存在着大量的 KNO_3，能使 $BaSO_4$ 溶解度增大。(　　)

2. 称量式必须与分子式相符，相对分子量要大。(　　)

3. 沉淀称量法测定中，要求沉淀式和称量式相同。(　　)

4. 工业水中氯含量的测定，是以重铬酸钾为指示剂，以 $AgNO_3$ 标准溶液滴定。(　　)

5. $AgNO_3 + NaCl = NaNO_3 + AgCl$ 若反应刚好达到终点(反应物没剩余)，这时溶液 $[Ag^+] = Ksp_{(AgCl)}$。(　　)

四、问答题

1. 写出 CaC_2O_4 溶于酸和 AgBr 溶于氨水的反应式。

2. 写出下面物质的换算因数表示式：

称量式：Fe_2O_3

被测组分：Fe_3O_4

3. 什么是沉淀滴定法？什么是吸附指示剂法？

4. 简述摩尔法和佛尔哈德法的适用范围和滴定方式。

5. 什么是佛尔哈德法？写出反应方程式。

6. 讨论下述各情况对 $BaSO_4$ 沉淀法测定结果影响(A. 偏高；B. 偏低；C. 无影响)：

(1)测 S 时有 Na_2SO_4 共沉淀　　(2)测 Ba 时有 Na_2SO_4 共沉淀

(3)测 S 时有 H_2SO_4 共沉淀　　(4)测 Ba 时有 H_2SO_4 共沉淀

五、计算题

1. 已知某样品含氯量为 14.20%，取 0.6473g 该样品，要 使其中的氯全部沉淀，问需要 34.00g/L 的 $AgNO_3$ 溶液多少毫升？(Cl 的摩尔质量为 35.5g/mol，$AgNO_3$ 摩尔质量为 169.9g/mol)

2. 已知 25℃时 $PbSO_4$ 的溶度积 $Ksp = 1.6 \times 10^{-6}$，求 $PbSO_4$ 的溶解度。($PbSO_4$ 的摩尔质

量为303g/mol）

3. 将0.1121mol/L的$AgNO_3$溶液30.00ml加入含有氯化物的试样0.2266g的溶液中，然后用6.50ml的$C_{(NH_4CNS)}=0.1158$mol/L的NH_4CNS标准溶液滴定过量的$AgNO_3$正好到终点，求试样中氯的百分含量。（Cl的摩尔质量为35.45g/mol）

4. 用0.1034mol/L的$AgNO_3$标准溶液滴定$CaCl_2$试样，如果0.2843g试样消耗了46.35ml $AgNO_3$溶液，那么试样中$CaCl_2$的百分含量为多少？要求先写出反应方程式后再计算。（$M_{(CaCl_2)}=111.0$g/mol）

5. Ag_2CrO_4沉淀在①0.0010 $AgNO_3$ mol/L溶液中，②0.0010mol/LK_2CrO_4溶液中，溶解度何者为大？

6. 称取过磷酸钙肥料试样0.4891g，经处理后得到0.1136g$Mg_2P_2O_7$，试计算试样中P_2O_5和P的质量分数。

各章节习题参考答案

第一部分　无机化学习题答案

第一章　原子结构习题答案

一、选择题

1 ~5 ADACC; 6 ~10 DADAC;11 ~15 BBADB;16 ~21 DBBDDB

二、填空题

略。

三、简答题

1. K 和 Cu 外层电子构型相同,但次外层电子构型不同。K 的电子构型 $1s^2 2s^2 2p^6 3s^2 3p^6 4s^1$,4s 电子收到的屏蔽作用小而 Cu 4s 电子收到的屏蔽作用大。Cu 最外层电子受到有效核比 K 大。Cu 最外层电子电离能比 K 的大,所以 Cu 的化学性质比 K 差。

2. A:Ca;B:Mn;C:Br; D:O　　D > C > B > A

第二章　分子结构习题答案

一、选择题

1 ~5 BBAAD;6 ~10 DDDDC;11 ~15 CBCCB;16 ~20 ABBBC

二、填空题

略。

三、简答题

1.(1) $HgCl_2$中的 Hg 原子在与 Cl 原子成键时,Hg 原子采取 sp 等性杂化,使得 $HgCl_2$分子的几何构型为直线型。

(2)SiF_4中的 Si 原子在与 F 原子成键时,Si 原子采取 sp^3等性杂化,使得 SiF_4分子的几何构型为正四面体。

(3)NF_3分子中的 N 原子在与 F 原子成键时,采取 sp^3不等性杂化,使得 NF_3分子的几何构型呈三角锥形。

2. 略。

3. 略。

第三章　溶液和胶体溶液答案

一、选择题

1～5 AABBA；6～10 BBCAC；11～15 BCADC；16～20 BAAAC；21～25 BBDAB；26～30 BCBCB；31～35 DACAD；36～39 ADCD

二、填空题

略。

三、计算题

1. c＝0.149mol/l n＝0.0029mol

2. 100ml

3. 1.77g

4. 457mmol/l

5. 475ml

6. 5.38g/l 0.066mo/l

7. 60ml；440ml

8. 0.718kp

9. 0.15mol/l；0.05mol/l

10. 339mmol/l；297mmol/l

第四章　化学热力学基础习题答案

一、选择题

1～5 DDBDA；6～10 BCDDD；11～14 CCCB

二、填空题

1. 敞开　封闭　隔离

2. 物理　化学　界面

3. 状态函数　状态函数　状态

4. 的变化量只取决于系统变化过程的初始状态和终了状态　的变化与过程变化的具体途径有关

5. $\triangle U = Q + W$ ＞ ＜

6. 80 kJ

7. 反应热，熵，热效应，平衡常数

8. 100

9. $\triangle H$ $\triangle U$

10. 在标准状态，298K 时，由 $H_2(g)$ 和 $O_2(g)$ 反应生成 1mol 液态水的过程中的焓变。

11. 298K 时 N_2O_5 气体的标准摩尔熵 标准状态，298K 条件下反应的标准摩尔熵变。

12. 在标准状态，温度 T 时，由 Fe(s) 和 $Cl_2(g)$ 反应生成 1mol 固态 $FeCl_3$ 的过程中的吉布斯函变。

三、计算题

1. -110.5 kJ

2. ① $\triangle rG = 33.1$ kJ · mol $-1 > 0$,常温下反应不能自发进行。

② $\triangle rG(773K) = -42.4 < 0$,反应能自发进行。

第五章　化学反应速率和化学平衡答案

一、选择题

1 ~ 5 BCDDC;6 ~ 10 CCCCD;11 ~ 16 BBBCDD

二、填空题

略。

三、计算题

略。

第六章　电解质溶液答案

一、选择题

1 ~ 5 DBADB;6 ~ 10 ACBDD;11 ~ 15 ABADC;16 ~ 20 DBABB;21 ~ 25 BBBDC;
26 ~ 30 ABCAC;31 ~ 32 CB

二、填空题

略。

三、计算题

略。

第七章　氧化还原与电极电势答案

一、选择题

1 ~ 7 CBCEDB

二、填空题

1. 增大,减小,增大,不变

2. $Zn + 2Ag^{+} = Zn^{2+} + 2Ag$,降低 0.02958V,升高 0.05916V

3. $2MnO_4^{-} + 5C_2O_4^{2-} + 16H^{+} = 2Mn^{2+} + 10CO_2 + 8H_2O$,$H_2SO_4$,还原性,氧化性

4. 5.07

三、计算题

1.

(1) $PbO_2 + 2Cl^{-} + 4H^{+} = Pb^{2+} + Cl_2 + 2H_2O$

(2) $3Br_2 + 3H_2O = BrO_3^{-} + 5Br^{-} + 6H^{+}$

(3) $HgS + 2NO_3^{-} + 4Cl^{-} + 4H^{+} = HgCl_4^{2-} + 2NO_2 + S + 2H_2O$

(4)$2CrO_4^{2-} + HSnO_2^- + H_2O = 2CrO_2^- + 3HSnO_3^- + 2OH^-$

(5)$2CuS + 9CN^- + 2OH^- = 2Cu(CN)_4^{3-} + NCO^- + 2S^{2-} + H_2O$

2. 在酸性介质中,$KMnO_4$,$K_2Cr_2O_7$,$CuCl_2$,$FeCl_3$,I_2,Br_2,Cl_2,F_2 作为氧化剂,其还原产物分别为(离子)Mn^{2+},Cr^{3+},Cu,Fe^{2+},I^-,Br^- Cl^- F^-,φ^θ 值越大,氧化能力越强,依据电极电势表,得氧化能力从大到小依次排列为:

$F_2 > MnO_4 > Cl_2 > Cr_2O_7^{2-}$ $Br_2(aq) > Fe^{3+} > I_2 > Cu^{2+}$

3. 电对 $Ag_2C_2O_4 + 2e^- \rightarrow 2Ag + C_2O_4^{2-}$ 的标准电极电势即指 $\alpha_{c_2O_4^{2-}} = 1$ 时,$\phi_{Ag^+/Ag}$的值。由此可知 $\phi^\phi_{Ag_2C_2O_4/Ag} = \phi^\phi_{Ag^+/Ag} + \frac{RT}{2F}\text{In}\alpha^2_{Ag^+}$　$\alpha^2_{Ag^+}$、$\alpha C_{2O_4^{2-}} = 3.5\times10^{-11}$　$\alpha c_1 o_1 = 1$

$$\Rightarrow \phi^\phi_{Ag_2C_2O_4} = \phi^\phi_{Ag^+/Ag} + \frac{RT}{2F}\text{In}(3.5\times10^{-11}) = 0.7991 - 0.3093 = 0.4898\text{V}$$

4. 由于 MnO_4 在酸性介质中的氧化能力太强,Cl^-,Br^-,I^- 都可被氧化,而 Fe^{3+} 的氧化能力一般化,只能氧化 I^- 不能氧化 Cl^-、Br^-,依题意,应选择 $Fe_2(SO_4)_3$。

5. 反应不能朝正方向自发进行。

6. 略。

7. 电极电势越高,氧化能力越强,越容易析出,照理论计算结果可看出,Cu 最先析出。

8. $\varphi^\theta_{Sn^{2+}/Sn} = -0.14\text{V}$

9. $\varphi^\theta_{Ag^+/Ag} = 0.786\text{V}$

第八章　配合物习题答案

一、选择题

1～5 CDDCD;6～10 CDBBA

二、填空题

略。

三计算题

略。

第二部分　有机化学习题答案

习题一　绪论

一、名词解释

略。

二、简答题

略。

三、指出下列化合物所含的官能团的名字和所属类别

(1)— NO_2　(2)—OH　(3)—Cl　(4)— NH_2　(5)—CN　(6)—O—

习题二　烃

二、名词解释
略。
二、填空题
略。
三、选择题
1. C;2. D;3. D;4. A;5. C;6. C;7. A;8. A;9. B
四、命名下列化合物或写出结构式
略。
五、完成反应式
略。

习题三　卤代烃

一、名词解释
略。
二、填空题
1. 碳正离子、平面型、SP^2 杂化
2. 消除反应
3. E2、E1
4. 直接相连
5. 较少
三、选择题
1. D; 2. C; 3. B; 4. D; 5. B; 6. C; 7. C; 8. D; 9. D; 10. A
四、命名下列化合物或写出结构式
1. 2,4,4 – 三甲基 – 2 – 溴 – 戊烷;
2. 溴乙烯;
3. 3 – 甲基 – 2 – 溴戊烷;
4. 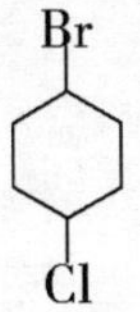
5. 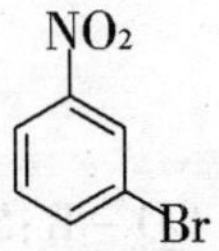
6. $CH_3CHClCH_3$
五、完成反应式

1.

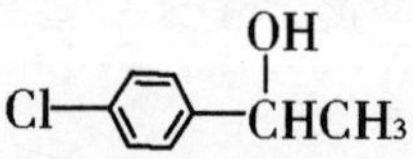

2.

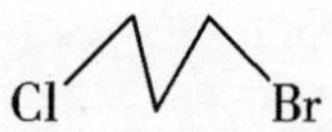 + H_2O

3.

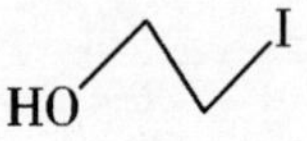 + KCl

4. 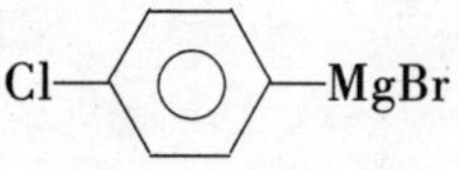

习题四　醇酚醚

一、填空题

1. 醛,羧酸;2. 酒精 75%;3. 乙醚 吸入式全身麻醉剂;4. 卢卡斯试剂; 5. 甘油,石碳酸;6. 饱和溴水,白色; 7. 三氯化铁,紫色;8. 分子内;9. 扎依采夫;10. 邻甲酚,间甲酚,对甲酚

二、单选题

1. B;2. A;3. D;4. D;5. C;6. D;7. A;8. C;9. B;10. D

三、命名或写结构题

略。

四、完成反应式

$CH_3CH_2CH(OH)CH^+ \quad HCl \xrightarrow{ZnCl_2} CH_3CH_2CHClCH_3$

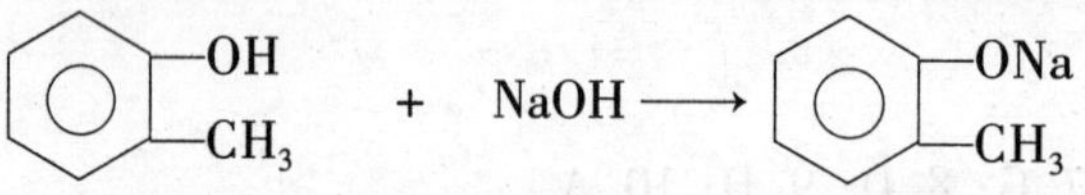

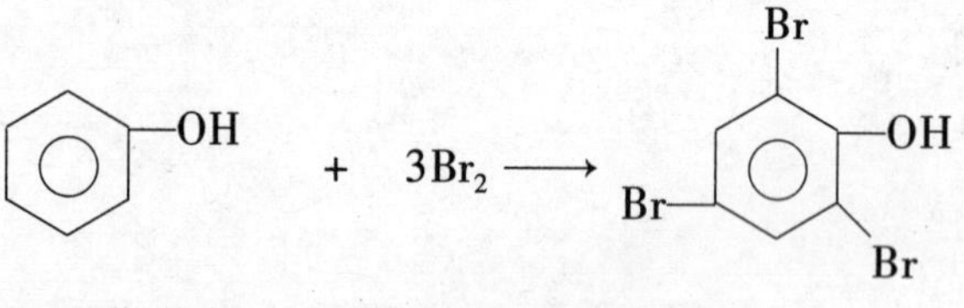

五、用化学方法鉴别下列各组化合物

略。

习题五　醛和酮

一、填空题

1. 福尔马林;2. 羰;醛;甲醛;丙酮;3. 羰基,反应活性大;4. R－CHO;R－CO－R;5. 乙酸;乙醇;6. CH_3COCH_3;CH_3CH_2CHO;7. G 干燥 HCl;加成;半宿醛;缩醛

二、选择题

1. D;2. C;3. B;4. D;5. C;6. A;7. B;8. D

三、命名或写出下列化合物结构

略。

四、完成下列方程式

略。

五、用化学方法区别下列化合物

1. 答:取三种溶液加入希夫试剂溶液显紫红色为丙醛,再取;两种溶液与碘的氢氧化钠溶液反应有黄色固体生成的是丙酮。

2. 答:取三种溶液,能发生碘仿反应的是乙醛,再另取两种溶液加菲林试剂有砖红色沉淀的是甲醛,无反应的苯甲醛。

习题六　羧酸和有机酸

一、填空题

1. 烃分子;羧基;-COOH

2. 二氧化碳;脱羧反应;二氧化碳;甲酸

3. 脂肪羧酸;芳香羧酸;一元羧酸;二元羧酸;多元羧酸

4. 乙酸丙酯;水

5. 乙酰乙酸;β-羟基丁酸;丙酮

二、选择题

1. B;2. B;3. B;4. B;5. C;6. C;7. B

三、命名或写出下列化合物结构

略。

四、完成下列方程式

略。

五、用化学方法鉴别下列化合物

加碳酸氢钠有气体放出的是乙酸和甲酸,再加酸性高锰酸钾溶液,颜色褪去的是甲酸,无变化是乙酸;另一组加希夫试剂呈紫色的是丙醛。

习题七　对映异构体

一、选择题

1. D;2. D;3. D;4. B;5. D;6. C;7. B;8. A

二、填空题

1. 分子是手性分子

2. 旋光;左旋

3. 没有本质联系

4. 3

7. 旋光仪

8. 外消旋体;无;±

三、命名题

略。

习题八　羧酸衍生物和脂类

一、名词解释

略。

二、填空题

1. 油，脂，液，固，甘油，高级脂肪酸

2. 亚油酸；亚麻酸；花生四烯酸

三、简答题

1. 组成：1 分子甘油和 3 分子高级脂肪酸

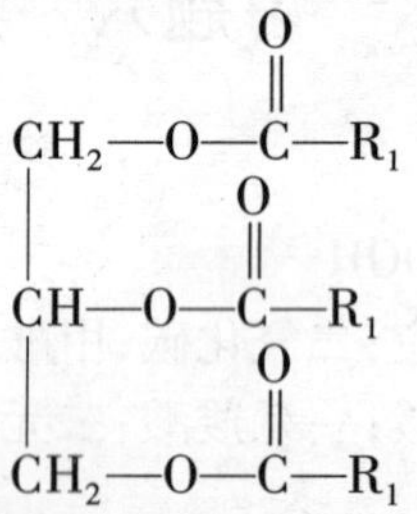

2. 营养必须脂肪酸是指人体内不能合成，必须由食物提供，并且对人体的生长和健康是不可缺少的脂肪酸，包括亚油酸、亚麻酸和花生四烯酸三种不饱和脂肪酸。

3. 卵磷脂和脑磷脂都含有甘油、脂肪酸和磷酸；不同之处是卵磷脂分子中与磷酸结合的是胆碱，脑磷脂分子中与磷酸结合的是胆胺。利用卵磷脂和脑磷脂对冷乙醇的溶解性能的不同，可将两者分离：卵磷脂可溶于冷乙醇，脑磷脂则不溶。

习题九　含氮化合物

一、填空题

1. 氮原子；碳原子

2. 脂肪胺；芳香胺

3. 伯胺；仲胺；叔胺

4. 大于；小于

5. 伯；仲；叔

6. 氨

7. sp^3；四面体

8. (2)(1)(3)

9. 安尼林；酸；白色沉淀

10. 醇；氮气；N－硝基胺；亚硝酸盐

11. 季铵碱；胆汁；碱；抗脂肪肝

12. 缩合反应；缩二脲；紫红色；多肽；蛋白质

13. 略。

14. 碱；略。

二、选择题

1. B；2. D；3. B；4. B；5. D；6. D；7. A；8. A；9. B；10. B；11. A；12. A；13. C；14. B；15. B

三、命名与结构

1. C_6H_5—$N(CH_3)_2$

2. C_6H_5—CO—NH_2

3. $(CH_3)_4N^+Br^-$

4. $(CH_3)_3N$

5. CH_3—NH—CH_2CH_3

6. H_2N—CO—NH_2

7. 溴化四乙胺

8. 仲 e 丁胺

9. 二乙基异丙基胺

四、用化学方法区别化合物

1. 加 $FeCl_3$溶液，显紫色的是苯酚；加溴水有白色沉淀的是苯胺，剩余的是甲苯。

2. 用 HNO_2，甲胺放出 N_2气，二甲胺反应成黄色物质，三甲胺不反应。

3. 加 $FeCl_3$溶液，显紫色的是苯酚；加溴水有白色沉淀的是苯胺，加 $NaHCO_3$有气体放出的是苯甲酸，剩余的是甲苯。

习题十　杂化化合物和生物碱

一、填空题

1. 酰基；酰化剂；酰化；乙酰苯胺；乙酸

2. 酰胺；次氨基；酰化

3. 消毒剂；季铵盐；季铵碱

4. 酰；氨；减弱；中

5. 羧酸；氨；羧酸盐；氨

6. 其他原子；其他原子；N；O；S

7. 五元杂环；六元杂环；苯稠

8. 碱性；盐；生物碱盐

二、选择题

1. C；2D；3. D；4. B；5. C；6. D；7. A；8. D

习题十一　糖类

一、填空题

1. α－葡萄糖、β－葡萄糖

2. 血液中的葡萄糖；3.9～6.1；0.7～1.1；50

3. 不能；两分子；许多分子

4. 多羟基醛；多羟基酮；脱水缩合物；单糖；二糖；多糖

5. 多羟基醛或多羟基酮;已醛糖;已酮糖;戊醛糖
6. 托伦试剂;班氏试剂或斐林试剂;砖红;还原
7. 银镜;醛;还原;班氏试剂;亚硝酰铁氰化钠的 NaOH 溶液

二、选择题

1. A;2. A;3. C;4. B;5. A;6. D;7. A;8. C;9. B;10. A

三、写出结构式

略。

第十二章　氨基酸、蛋白质和核酸

一、填空题

1. α-氨基酸
2. 羧基　氨基　酸　碱
3. R　脂肪　芳香　杂环
4. 等电点(PI)
5. 碳　氢　氧　氮　氮　16%　6.25
6. 小于　大于　略小于
7. 肽键

二、选择题

1. C;2. D;3. B;4. A;5. B;6. B;7. C;8. B

三、问答题

1. 因为蛋白质多肽链的 *N*-末端有游离的氨基显碱性,C—末端有游离的羧基显酸性,故蛋白质呈现酸碱两性。在正常人血液中该蛋白质以阴离子形式存在,通电后该蛋白质在电场中向正极移动。

2. 加入硫酸铜和氢氧化钠溶液呈紫红色的是蛋白质,无现象的是葡萄糖。加入班氏试剂并加热,出现砖红色沉淀的是葡萄糖。

3. 略。

第三部分　分析化学学习指导与习题

第一章　绪论习题答案

一、选择题

1. D;2. D;3. D;4. D;5. D

二、简答题

略。

第二章　误差和分析数据处理习题答案

一、选择题

1. D;2. B;3. B;4. B;5. C;6. B;7. A;8. B;9. C;10. D;11. B;12. D;13. B;14. C;15. B;
16. C;17. A;18. C;19. B;20. B;21. C;22. D;23. C;24. B

二、填空题

略。

三、计算题

1. (1)保留;(2)10.43;S = 0.046;10.43 ±0.0043
2. (1)12.0104;(2)0.0012;(3)0.00038
3. (1)20.03%;(2) -0.06%;(3)0.30%
4. (1)2.45×10^{-3};(2)2.98×10^{6};(3)4.02;(4)53.0;(5)3.144;(6)7.9×10^{-3}

第三章　滴定分析概述习题答案

一、选择题

1. C;2. B;3. D;4. D;5. D;6. D;7. B;8. B;9. A;10. C;11. C;12. C;13. B

二、填空题

略。

三、计算题

99.19%

第四章　酸碱滴定法习题答案

一、选择题

1. D;2. B;3. A;4. D;5. A;6. D;7. C;8. D;9. C;10. B;11. C;12. B;13. A;14A;15. D;
16. C;17. B;18. B;19. C;20. C

二、填空题

略。

三、计算题

1. 3.429g
2. 9.56
3. pH = 3.02
4. 0.2285mol/l;0.2308mol/l

第五章　配位滴定法习题答案

一、选择题

1. A;2. C;3. C;4. A;5. B;6. A;7. B;8. B;9. C;10. A;11. B;12. A;13. B;14. D;15. B;

16. B;17. C;18. C;19. C;20. C

二、填空题

1. EDTA;乙二胺四乙酸二钠盐

2. $K_{稳}$;10^8

3. 乙二胺四乙酸(或乙二胺四乙酸二钠盐);1∶1摩尔比

4. pH;pH

5. 一定酸度(一定 pH 值);$K'_{稳} = K_{稳/\alpha_H(或lgK_{稳}-lg\alpha_H)}$

6. $\lg K'_{稳} \geqslant 8$

7. 五;Y^{4-}

8. 总浓度与有效浓度;α_H C/(Y^{4-})

9. 显色;配合

10. 酸效应系数

11. 10;14

12. 有机染料;配位剂

13. 酸度;掩散剂

14. 控制溶液酸度;利用掩蔽剂消除干扰

15. 10;铬黑 T

三、计算题

1. 98.31%

2. 29.0%

3. 16.8mg CaO/L

4. 44.1mg/L

5. 12.1%

6. 在 pH = 5 时,可以用 EDTA 滴定 Zn

7. pH = 7.4

8. 16.8ppm

9. 98.31%

10. 1.477mg/ml

11. 29.04%

12. $P_2O_5\% = 14.19\%$

第六章　氧化还原滴定法习题答案

一、填空题

1. 氧化还原　2. 氧化剂;还原剂　3. 电极电位值相差大的　4. $\Phi_{等} = (n_1\Phi_1^{\ 0} + n_2\Phi_2^{\ 0}) / (n_1 + n_2)$(一般情况) 5. 标准电极电位　6. 氧化;还原　7. 氧化型;还原型　8. 1mol/L;标准电极电位　9. 高的;低的　10. 氧化还原　11. Fe^{2+};还原　12. 向左　13. I^-　14. 0.5 9V　15. 两个电对的电极电位;越长　16. 高锰酸钾法;重铬酸钾法　17. 自身指示剂;专属指示剂　18. $MnO_4^{\ -}$;$C_2O_4^{\ 2-}$　19. 直接碘量;间接碘量　20. 淀粉　21. 中性;弱酸性　22. $Na_2C_2O_4$;$Fe(NH_4)_2(SO_4)_2 \cdot 6H_2O$　23. 高;自身　24. K_2MnO_4;$KMnO_4$　25. I_2;$Na_2S_2O_3$　26. 开始;无

色;蓝色 27. 接近终点;蓝色;无色 28. 强酸;$1/5KMnO_4$ 29. $K_2Cr_2O_7$ 30. 棕色磨口;胶管被氧化 31. $MnO_4^- + 8H^+ + 5e = Mn^{2+} + 4H_2O$ 32. 少量杂质 MnO_2 等;标定(或间接) 33. $K_2Cr_2O_7$;直接

二、选择题

1. C、D 2. A 3. D 4. B 5. B 6. A 7. A、B 8. A 9. B 10. A 11. A 12. B 13. A 14. A 15. B 16. A 17. A 18. A 19. B 20. A 21. A 22. A 23. A 24. A 25. A 26. A 27. B 28. B 29. C 30. C 31. B

三、判断题

1. √ 2. - 3. √ 4. √ 5. √ 6. √ 7. - 8. √ 9. × 10. × 11. × 12. × 13. √ 14. × 15. √ 16. ×

四. 问答题

1. $Na_2S_2O_3$ 的还原剂,I_2 为氧化剂。

2. 使用淀粉指示剂,为防止碘的挥发损失。

3. 由于 $KMnO_4$ 的氧化还原电位高于电对 $C1_2/C1^-$ 的氧化还原电位,所以 $KMnO_4$ 将氧化 Cl^-,故存干扰,为了防止干扰可以加入 Mn^{2+}。

4. 应该使用棕色滴定管,滴加第 1 滴滴定剂要慢,待紫色消失后,再开始滴定,并适当加快,但不能太快。

5. Fe 在分解时,已经变为 Fe^{3+},加 $SnCl_2$,使 Fe^{3+} 变为 Fe^{2+},即 $2Fe^{3+} + SnCl_2 = 2Fe^{2+} + SnCl_4$,只有 Fe^{2+} 才被 $K_2Cr_2O_7$ 滴定。

6. 因为 $\phi^0_{I_2/I^-} = +0.54V$,$\phi^0_{Cu^{2+}/CuI} = +0.88V$,所以可以用 Cu^{2+} 氧化 I^-,析出 I_2 再用 $Na_2S_2O_3$ 滴定,故可用间接碘量法。

7. 主要使 CuI 转化为溶解度更小的 CuCNS,使反应更完全,减少误差。

8. $6Fe^{2+} + Cr_2O_7^{2-} + 14H^+ = 2Cr^{3+} + 6Fe^{3+} + 7H_2O$,以二苯胺磺酸钠为指示剂。

9. 要用可溶性淀粉,并且溶解后取上层液。淀粉溶液容易受细菌作用分解,所以配制时要用沸水且微沸 2min,加入 HgI_2 以抑制细菌作用,最好使用时现配制。

五、计算题

1. $C = 0.01768mol/L$

2. 48.01%

3. 47.37%

4. $C_{(Na_2S_2O_3)} = 0.1175mol lL$

5. 1.22%

6. 50.755

7. $C_{(1/2\ I_2)} = 0.1004mol/L$

8. 三级

9. 107 ~ 161mg

10. 0.022mg/ml

11. $m_{(FeSO_4)} = 1.515g$

12. 25.00ml

13. 8.565mg/ml

14. 1.39V

15. 10^{63}
16. Fe% =56.97%
17. Cu% =63.55%
18. Fe% =33.51%
19. (1)2.3534g (2)Fe% =48.01% (3)0.16g
20. 0.1175mol/L
21. 解：$MnO_4^- + 5Fe^{2+} + 8H^+ = Mn^{2+} + 5Fe + 4H_2O$

(1) $T = c \times M/1000 \times b/a$

$T = 0.02484 \times 55.85 \times 5 \times 10^{-5} = 0.06937g/mol$

(2) $T = 0.02484 \times 10^{-3} \times 2.5 \times 159.69 = 0.009917g/mol$

(3) $T = 0.02484 \times 10^{-3} \times 1 \times 5 \times 278.03g/mol = 0.03453g/mol$

第七章　重量分析法和沉淀滴定法习题答案

一、填空题

1. 摩尔；佛尔哈德　2. 吸附　3. $AgNO_3$；NH_4CNS　4. 沉淀式；称量式　5. 晶形；非晶形　6. K_{SP}；越强（或越大）　7. 铬酸钾；硝酸银　8. 铁铵矾；NH_4CNS

二、选择题

1. C　2. B　3. B　4. C　5. B　6. A　7. C

三、判断题

1. √　2. √　3. ×　4. ×　5. +

四、问答题

1. $CaC_2O_4 + H^+ = Ca^{2+} + H_2C_2O_4$

$HC_2O_4^- + H^+ = H_2C_2O_4$

$AgBr + 2NH_3 = Ag(NH_3)_2^+ + Br^-$

2. 换算因数 $K = 2Fe_3O_4/Fe_2O_3$

3. 沉淀滴定法是以沉淀反应为基础的滴定分析法，吸附指示剂法是利用指示剂被沉淀吸附后改变颜色以确定终点的一种沉淀滴定法。

4. 摩尔法适用于测氯化物和溴化物，不适用于测碘化物和硫氰化物，只能用 $AgNO_3$ 作滴定剂，不能返滴定，佛尔哈德法用于返滴定测定卤素。

5. 佛尔哈德法是以铵矾为指示剂，用 NH_4CNS 滴定 Ag^+ 的沉淀滴定法，等量点时出现硫氰化铁红色，反应方程式为：$Ag^+ + CNS^- = AgCNS\downarrow$ 白色

6. (1)B (2)A (3)B (4)C

五、计算题

1. 12.9ml
2. 0.0038g
3. 40.84%
4. 93.56%
5. 后者溶解度大。
6. P_2O_5%：14.82%　P%：6.464%